意志力ゼロで体が変わる!
3勤1休
ダイエットプログラム

3か月で自然に痩せていく仕組み

治療家・ダイエットコーチ 野上浩一郎 著

ダイヤモンド社

はじめに　ダイエットがいつも3日坊主で終わるあなたへ！

今、目の前にあるお菓子を食べたら太る。〆のラーメンを食べたら太る。連日ファストフードだったら太る。

そんなことは、ダイエットで悩んでいる方は十分わかっていると思います。わかっているけど、やめられないから困っているのではないでしょうか？

だから私は、「食べたらダメ」とは言いません。

正論を押し付け、「言われた通りにできないあなたが悪い」と、意志の弱さを責め立てるようなダイエットは提案しません。

実際、あなたは全く悪くないのです。

なぜなら、今の**世の中は「太って当然」の環境が作り上げられている**からです。


ふたを開けたらすぐに食べられる加工食品。

満腹度は低いのに、カロリーは異様に高いスナック菓子。

ついつい手が伸びてしまう、中毒性の高いドリンク……。


食品メーカーは、中毒性が高いものを売ることでビジネスが成立している側面があり、巧みに誘惑を仕掛けてきます。

そのうえ、多忙な現代人には、避けられない会食や時間に追われて駆け込むファストフードなど、**ダイエットの継続を阻む壁**が次々と立ちはだかります。

そんな環境に対して「食べ過ぎないようにしよう！」という、個人の「意志の力」

で対抗しようなんて、無理ですよね。ダイエットが3日坊主で終わるのも当然だと言えるでしょう。

だから私のダイエットプログラムは、

3日坊主でOK！

意志力は不要！

なぜなら、**「3日坊主を繰り返せば、3か月で自然と痩せていく仕組み」**を構築しているからです。**それが「3勤1休ダイエットプログラム」。**

しかも、その3日間すら、厳しい食事制限や激しい運動は不要。さらに、どうしても食欲が止まらない人には、「だったら、こうすればいいですよ」という**「抜け道」**も用意しています。

だから、挫折しない。辛くない。そして、気付いたら痩せている。

それが、「3勤1休ダイエット」なのです。

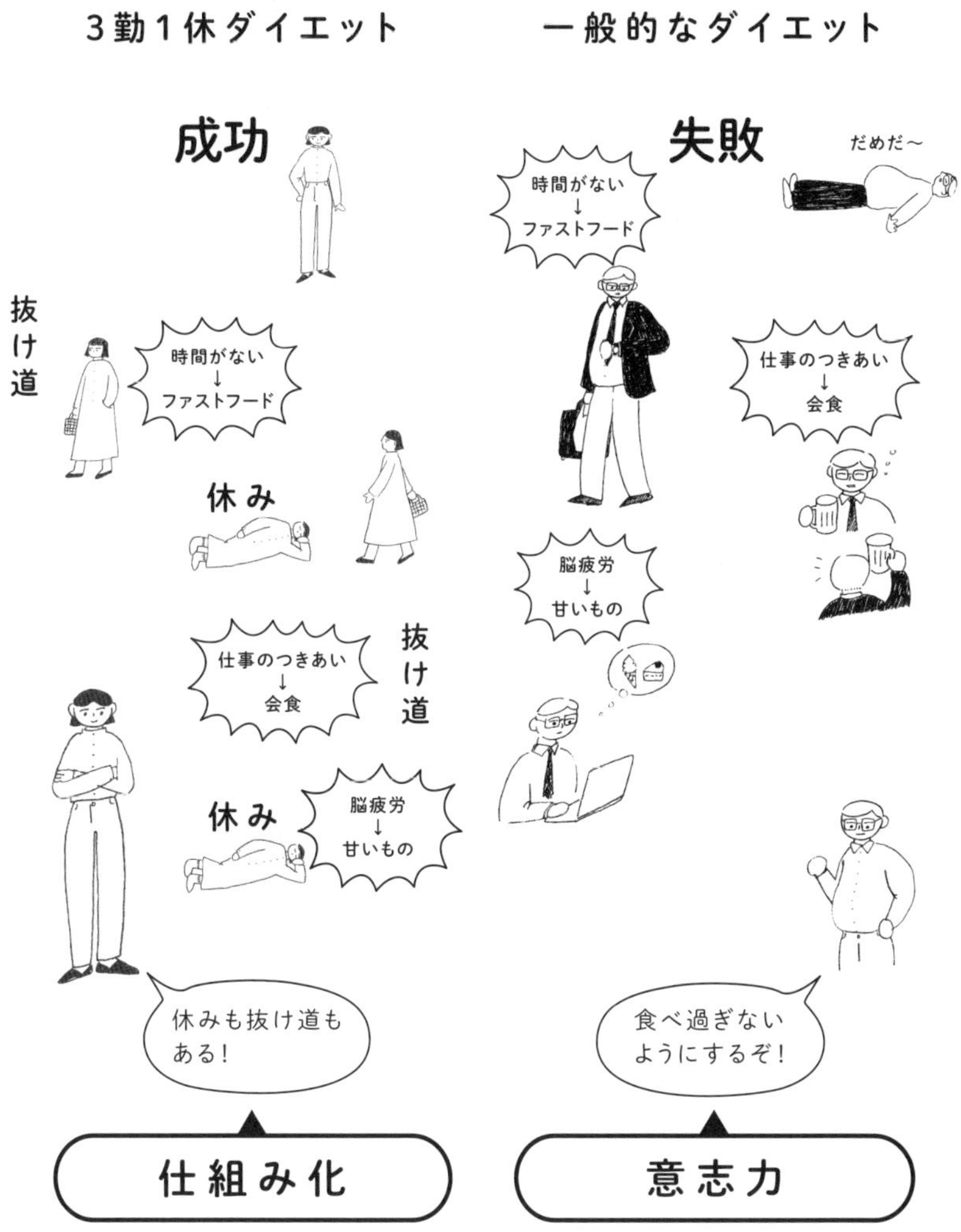
3勤1休ダイエット
一般的なダイエット
成功
失敗
だめだ～
抜け道
時間がない
↓
ファストフード
休み
仕事のつきあい
↓
会食
抜け道
休み
脳疲労
↓
甘いもの
時間がない
↓
ファストフード
仕事のつきあい
↓
会食
脳疲労
↓
甘いもの
休みも抜け道もある！
食べ過ぎないようにするぞ！
仕組み化
意志力

「あの整骨院に行くと痩せる」という口コミが広がる

私は現在、神奈川県で整骨院を経営しながらダイエット指導をしています。これまで**のべ3万人の施術、600人のダイエット指導をしてきました。**

私がダイエット指導を始めたきっかけは、「痛みと同じくらい、肥満に悩む患者さんが多い」と気付いたことでした。

例えば、デスクワークで腰を痛めたビジネスマンの方に「実は健康診断で引っかかって……」と打ち明けられたり、「ひざが痛い」という方の根本原因に肥満があったり、骨盤矯正で来院されたママさんから「妊娠を機に体重が増えて、それから全然減らないんです」と、相談されたりすることが多々ありました。

そんな中で「患者さんが体の悩みを打ち明けてくださっているのに、根本的な解決策を提示しないのは無責任ではないか」と、強く思うようになりました。

そのため、**元々解剖学、生理学などは学んでいましたが**（整骨院を開くためには国家資格である柔道整復師の資格が必要であり、人体について幅広く学びます）、**改めて最新のダイエッ**

ト知識を習得し、確実に結果が出るように、無理なく継続できる工夫を織り交ぜ、オリジナルのダイエットメソッドを開発したのです。

そして、当初は治療の一環としてダイエット指導を始めたところ、「あの整骨院に通うと痩せる！」という口コミが広がり、日本最大級の治療院口コミサイトにて「接骨・整骨」「整体」「リラク・ボディケア」「健康・美容サービス」4部門、またGoogle口コミで地域No.1を獲得しました（2021年10月1日現在）。

成功率ほぼ100％の驚異のダイエットプログラム

2020年に新型コロナウイルスによる緊急事態宣言が出されてからは、これまでのダイエット指導のメソッドを完全オンライン化した「90日間ダイエットプログラム」というコーチングをベースにしたプログラムを完成させました。

このダイエットプログラムの参加者は、体重100キロオーバーの方から、微増が気になっている隠れ肥満の方まで、老若男女さまざまな方がいらっしゃるのですが、**平均でマイナス5キロ、そして、100％の方が結果を出しています**（ただし、3キロ以上痩せた人に限ると、96・6％）。しかも**挫折した人は1人もおらず、今のところリバウンドした方もいらっしゃいません。**

この「90日間ダイエットプログラム」を、コーチングなしでも、本を読んだだけで失敗なく実践できるようにアレンジしたものが、本書の「3か月で自然に痩せていく3勤1休ダイエットプログラム」です。

好きなものを食べながら痩せる

私が、このダイエットプログラムを完成させるうえで最も大切にしたのは**「おいしいものがあったら、食べてしまうのは当然」**ということです。

私だって、目の前に袋の開いたポテトチップスがあったら、特にお腹が空いていなくても食べてしまいます。仕事のストレスが強い時は暴飲暴食もしてしまいますし、会食の際には、太る・太らないなんて気にせず、好きなものを食べたいです。

これは、ごく当たり前の感情だと思います。

だからこそ、「食べてしまうのは当然」という前提で、意志の力に頼らないダイエットの仕組みを作りあげました。

まずは、

・ダイエット中は我慢が大切
・甘いもの、こってりしたものを食べてはいけない
・3日坊主なんてダメ

……という意識を変えてください。

我慢しなくていいんです！
食べていいんです！
3日坊主だって、諦めなければいいんです！

それこそが、無理なく確実に結果を出す、正しいダイエットです。

さぁ、今日から、全く辛くないダイエットを始めましょう。

3か月で自然に痩せていく仕組み

意志力ゼロで体が変わる！
3勤1休ダイエットプログラム

第1章

3日間取り組んだら1日休む！「3勤1休ダイエット」の基本

第2章

体と心がみるみる変わる いざ実践！「3勤1休ダイエット」

第3章

罪悪感ゼロでモチベーションをキープ 挫折しないための「抜け道」

第4章 痩せそうで痩せないNG習慣

第5章

「痩せる生活習慣」を仕組み化する

96・6%のダイエット成功率は著者の主宰するオンラインのダイエットプログラムの実績ですが、効果には個人差がありますので、本書をお読みいただき実践されたすべての方が必ずダイエットに成功することを保証するものではありません

3勤1休ダイエットで
ラクラク痩せた6人の

ビフォー・アフター
写真館

まずは、3か月間、3勤1休ダイエットに取り組んだ方たちのビフォー・アフターをご覧ください。

会食の多いビジネスパーソン、運動の機会がない産後ママ、代謝が落ちて痩せにくい中高年……、みんな見事な結果が出ています！

外食、会食続きの美食家でも成功！

精神科医の樺沢紫苑《かばさわしおん》先生も3か月でマイナス5・6キロ達成！

以前から週6時間は激しい運動を行い、食事にも気を付けていた樺沢先生。しかし、会食が多いため体重はなかなか減らなかったそう。

「自分の認識と現実の間には、どうしてもズレが生じます。私も、記録してみると思っていた以上に食べていたことがわかりました。だから、このダイエットのように厳密にレコーディングすることで、無意識のうちにしていたことを可視化できるのはいいですね。客観視できるので、自己管理が苦手な人や、意志が弱い人でもダイエットの成功率が上がります」

厳しい食事制限がない点も賛同できると言います。「脳科学的には我慢するのが一番ダメ。我慢するとストレスホルモンが増えるので、続かないし逆に太ります。このダイエットは、小さな習慣を改善していく感じで、我慢することがあまりないため、私自身もストレスは全く感じませんでした。ただ、私は体重を落とすだけでは何の意味もないと思っています。大切なのはパフォーマンスを最大化することです」

そんな樺沢先生は今、なんと自分史上最高の状態にあるそう。「疲れにくいし、肩こりもない。武術をしていることもあって柔軟性も高まっています。10年前と比べると別人のよう。脳のパフォーマンスも上がっていて、1日にこなせる仕事の量が3倍くらい増えました。皆さんも、このダイエットでバランスのよい食生活を習慣化し、最高の状態を手に入れてください」

体重：－5.6 kg ｜ 体脂肪率：－2.8 %

樺沢紫苑さん（55歳・精神科医）

BEFORE

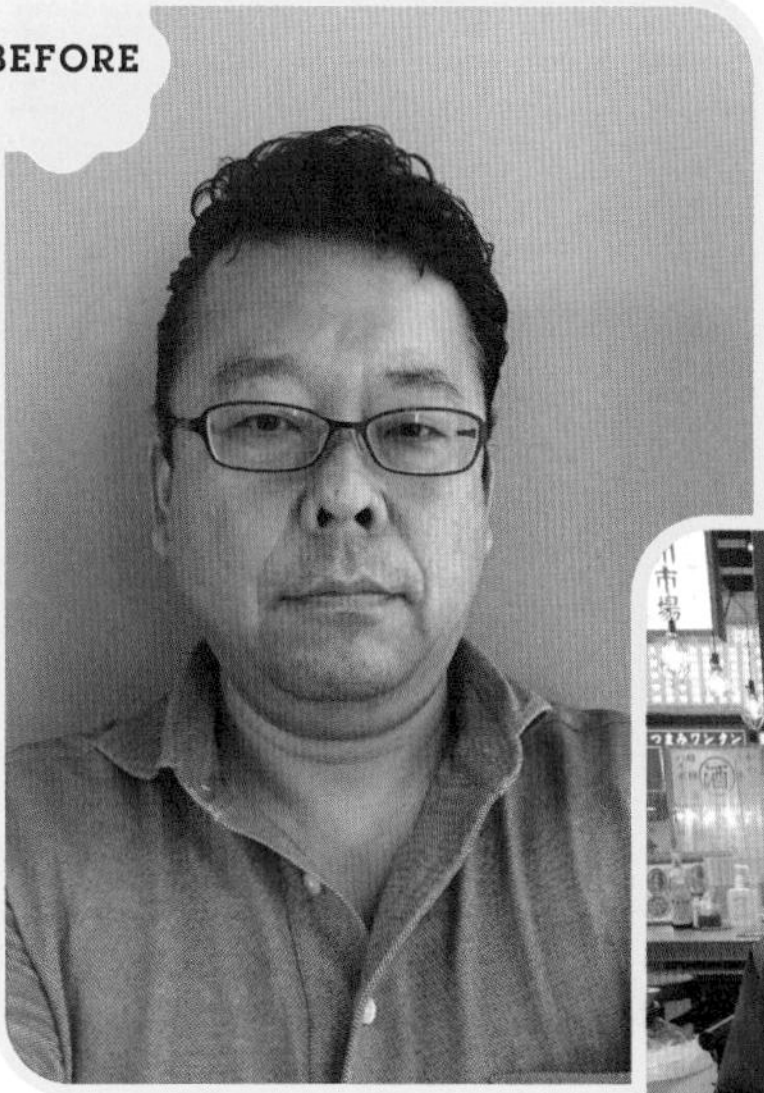

1991年、札幌医科大学医学部卒。大学病院、総合病院、単科精神病院など8病院に勤務後、2004年から米国のイリノイ大学に3年間留学。うつ病、自殺についての研究に従事。「精神科医が教える ストレスフリー超大全」など著書多数。

AFTER

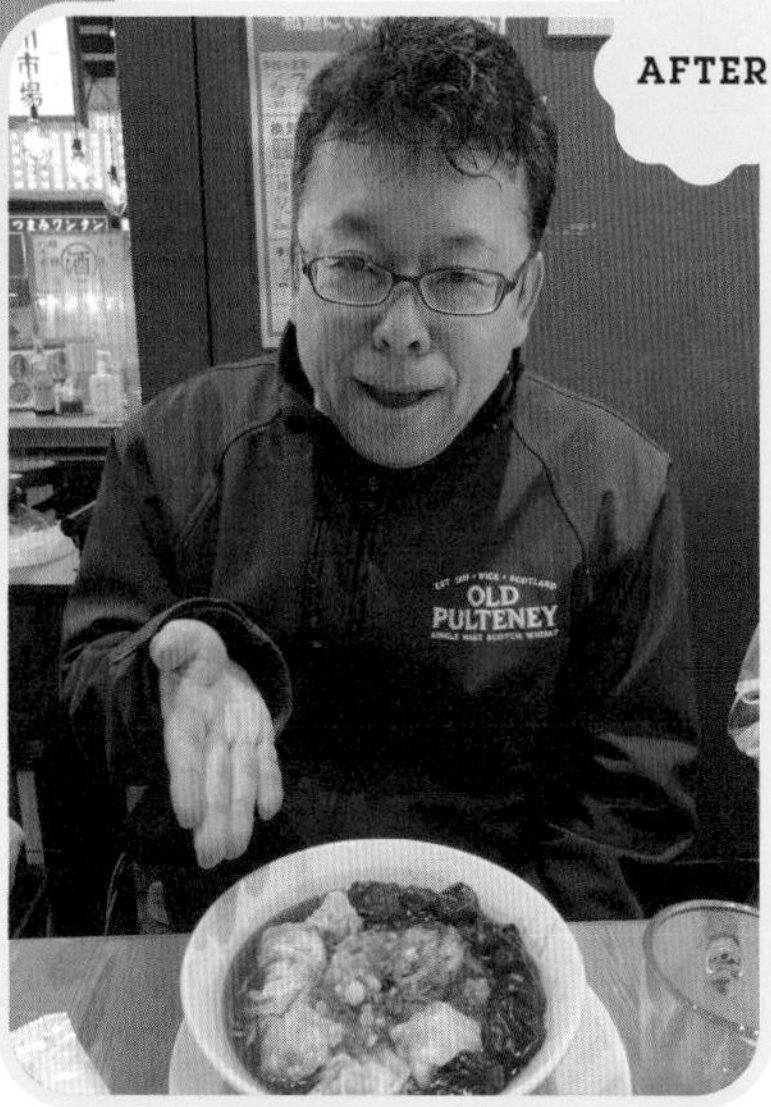

おいしいものを
食べながら、
3か月で －5.6 kg

体重　86.0 kg ⇒ 80.4 kg

体脂肪率　30.5 % ⇒ 27.7 %

体重：−6.2kg | 体脂肪率：−4.0%

T.Yさん（52歳・経営者）

ダイエットは辛くない！ 思考が変わって自信もついた

ここ3年で体重が10キロも増えたため、まずはエステや断食、ジムのパーソナルトレーニングなどにトライしたそう。しかし、価格の高さや空腹感、予約の取れなさなどがストレスとなり、どれも続かなかったとのこと。「私は意志が弱いからダイエットは無理だと思っていた時、出会ったのがこのダイエットでした」

成功できた秘訣は、「思考が変わったこと」に尽きると言います。

「ダイエットは苦しくて我慢しないといけないという思考がなくなり、私でも痩せられる、まだまだ痩せられると、今も思っています。できなかった自分を受け止め、次に何をするか自分で考えて主体的に行動できるようになりました。もう自分は意志が弱いとも思っていません。

健康で美しい体を手に入れるための思考チェンジを、ここまで体系化させたプログラムは唯一無二だと思います！」

体重 58.2kg ⇒ 52.0kg

体脂肪率 32.3% ⇒ 28.3%

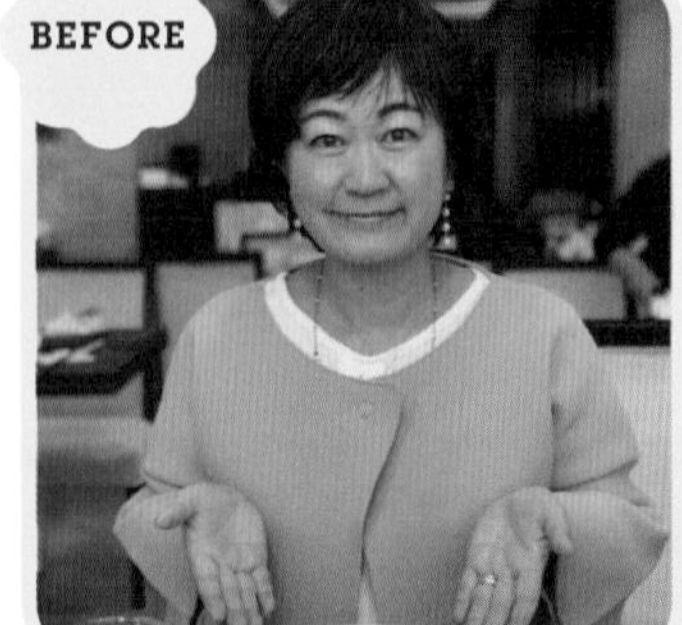

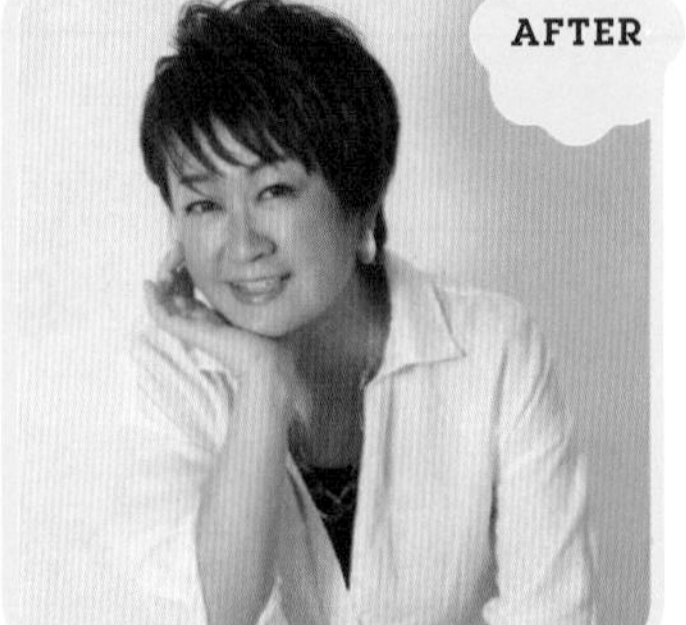

体重：－6.7kg ｜ 体脂肪率：－4.3％

Y．Tさん（37歳・主婦）

厳しくないからストレスゼロでいつの間にか痩せていた！

出産後、体重を戻そうとジョギングをしてみたら、足を痛めてしまったY・Tさん。それ以降怖くて運動できず、体力が落ちる↓太る↓動かなくなるという負のループだったそう。そんな時、知ったのがこのダイエット。子育て中でも取り組みやすいオンラインであることと、厳しくないというところに惹かれて、期待と不安が半々のなかスタートしました。

「これまでは、ダイエットはストイックに頑張るものだと思っていましたが、このプログラムはそれとは真逆で『辛い＝続かないからダメ』という考えがあります。だから、最初から最後まで厳しいことは何も言われませんでした。それなのに、教わった通りに進めていたら、ストレスを感じないのに食べる量が減っていき、ダイエットに成功。今は、体型が変わったのはもちろん、体力がついて気持ちも明るくなりました！」

体重 74.7kg ⇒ 68.0kg

体脂肪率 33.7％ ⇒ 29.4％

BEFORE

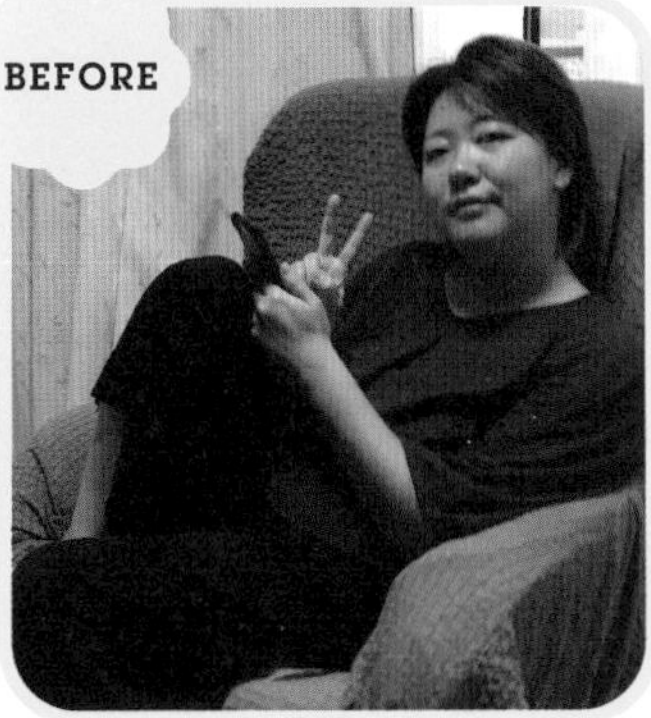

AFTER

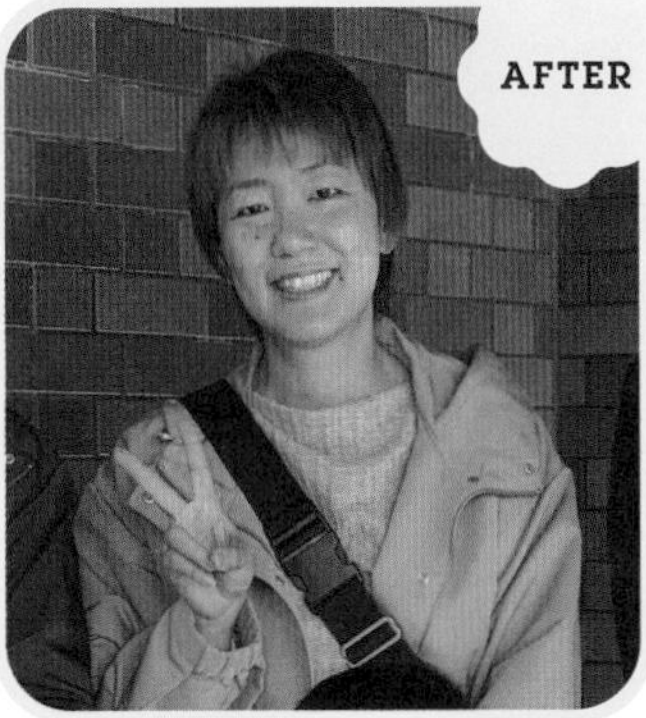

体重：－3.9kg ｜ 体脂肪率：－1.4％

M.Wさん（58歳・看護関係）

肥満による腰痛がなくなり ぽっこりお腹も解消

ダイエット前は、肥満が原因と思われる腰痛や、ストレスによる糖質依存があったそう。どうすればいいか悩んでいた時、このダイエットで樺沢紫苑先生が約6キロも痩せたと知り、チャレンジしてみることに。

「1日3食食べるのは当たり前だと思っていましたが、お腹が空いてないなら必要ないことや、太りやすいメニューの後には、調整することを学んで実践し、ダイエットに対する固定観念が崩れていきました。レコーディングは初めてでしたが、自分が何を食べているかが明確になり、栄養素などを意識して献立を考えられるようになったのは大きな収穫です。そして、何より嬉しかったのは、わりと早い段階で腰痛がなくなったこと。同時期に糖質依存もなくなり、下腹のぽっこりが消えました。周りから『痩せたね！』と言われるのがとても嬉しいです」

体重 66.4kg ⇒ 62.5kg

体脂肪率 34.7％ ⇒ 33.3％

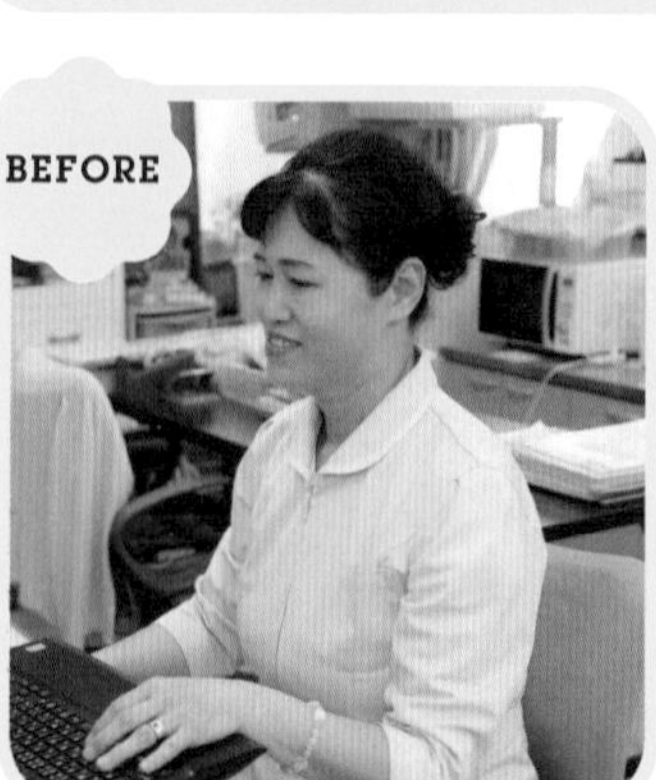

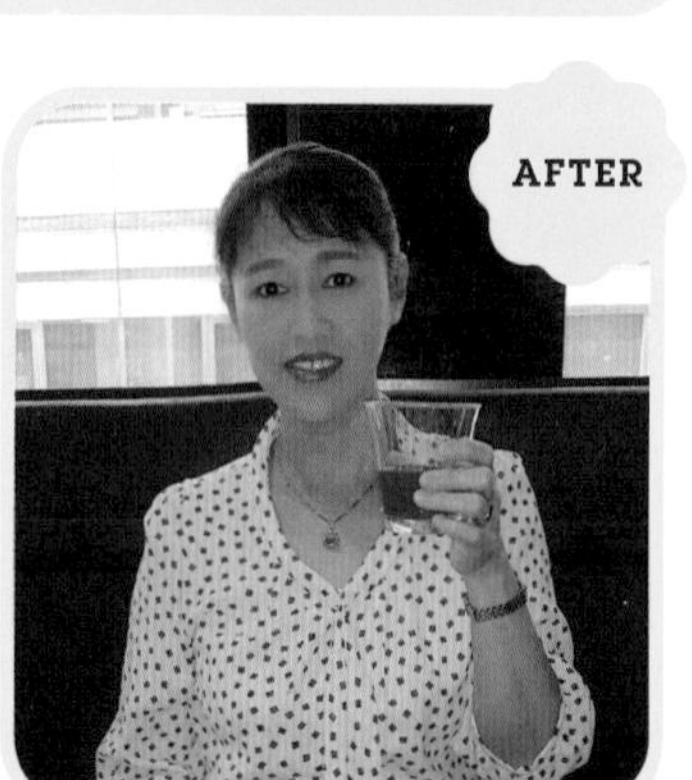

体重：－16.9kg ｜ 体脂肪率：－8.0％

K.Iさん（45歳・自営業）

娘が「かっこいい」と言ってくれるまで大変身！

「すべての食べ物は飲み物」というような食生活を送っていたため、体重は100キロの大台に。このままではいけないとダイエットを決意。しかも娘さんがK・Iさんの体型がコンプレックスになっていることを知り、真剣に取り組むことに。「このダイエットは、気合や根性で乗り切るのではなく、To Doに落とし込まれているため、やるべきことが明確。私の場合は、噛む回数を決めたことで、食べる量は20％減り、食べる時間は500％に増えました。また、3つのルールを守る以外は制約がないので、無理して頑張ったという印象が全くありません。娯楽食（p56参照）を食べる回数を決めたことで、週末にはお酒を飲み、子どもたちに合わせた夕食（ときにはファストフード等）を摂っているのに、この結果は驚きです。娘にも『痩せてかっこよくなった』と言ってもらえました！」

体重 104.8kg ⇒ 87.9kg

体脂肪率 31.9％ ⇒ 23.9％

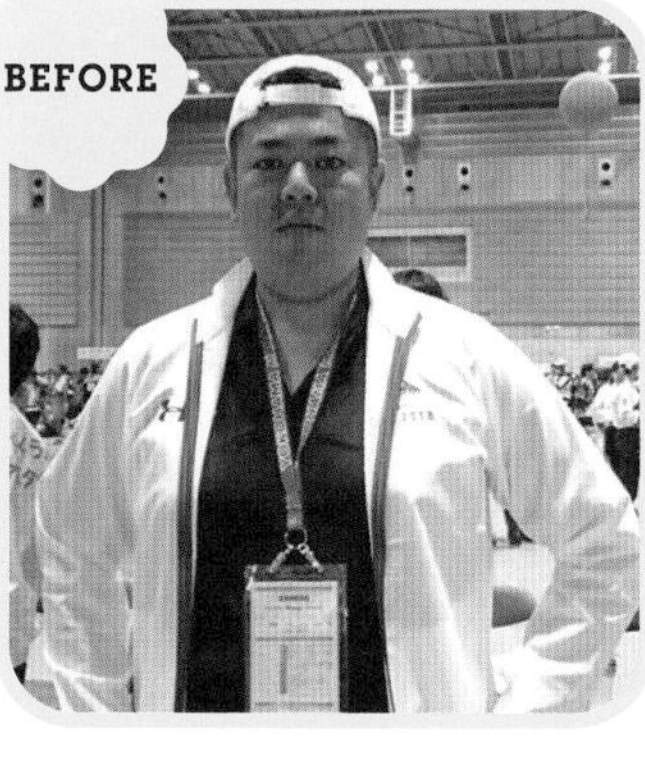
BEFORE

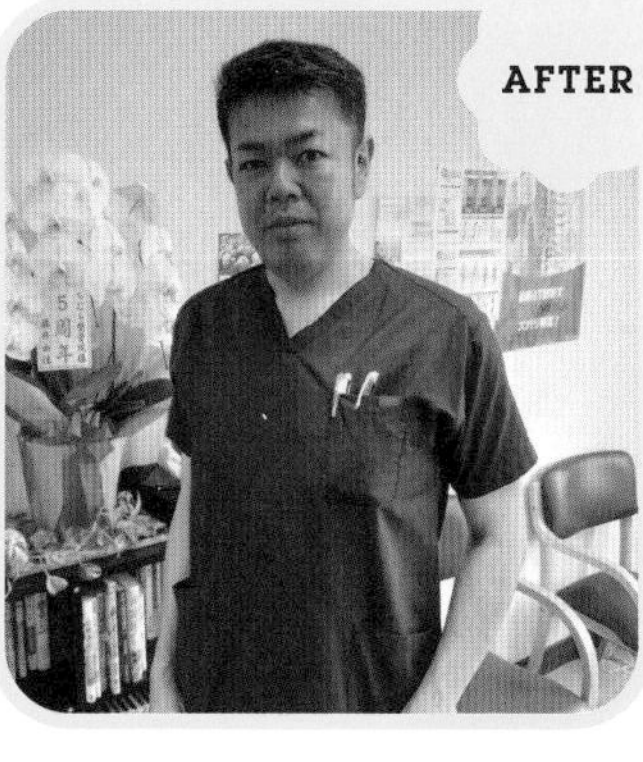
AFTER

体重：−8.0kg ｜ 体脂肪率：−7.1%

T.Oさん（36歳・主婦）

楽しく痩せられることに感動 人生を変える3か月に！

これまで色々なダイエットを試しては、結果が出ないままやめるということを繰り返していたT・Oさん。最初は本当に痩せられるか不安だったものの、成功した今は、「人生を変える3か月になりました！」と、力強く言います。

「一番学びになったのは、その時だけではなくて、1週間や1か月など、長い目で見ればいいんだということ。体重が落ちない時もあるというのを実感したし、立ち直る方法や食べる時間など、うまくいかない時の対処法の引き出しも増えました。好きなものを食べながら無理なく痩せることができるなんて夢のようです。今は53キロ台をウロウロしていますが、このまま継続して51キロを目指したいです。この生活を続けていけば、もう一生太らない自信があります。今後の人生をよい方向に変えてくれた3勤1休ダイエットに感謝です！」

体重 61.4kg ⇒ 53.4kg

体脂肪率 34.1% ⇒ 27.0%

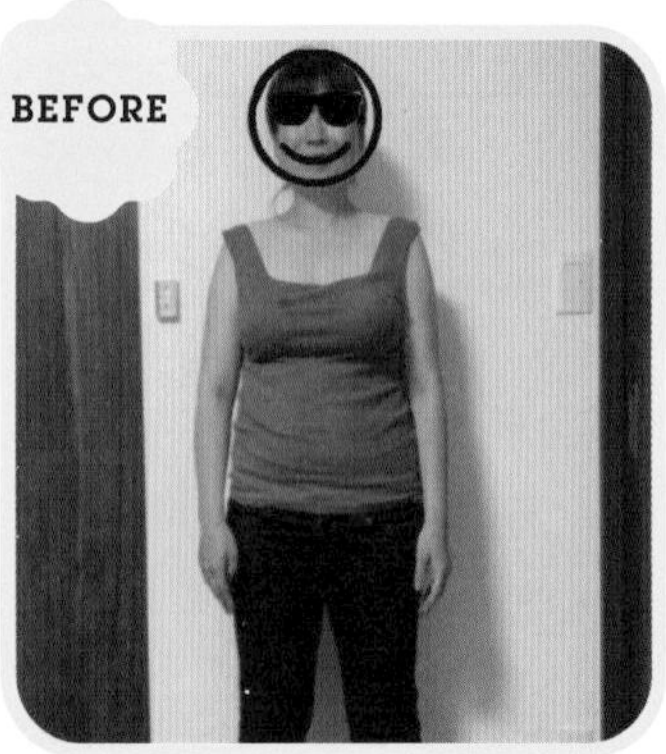

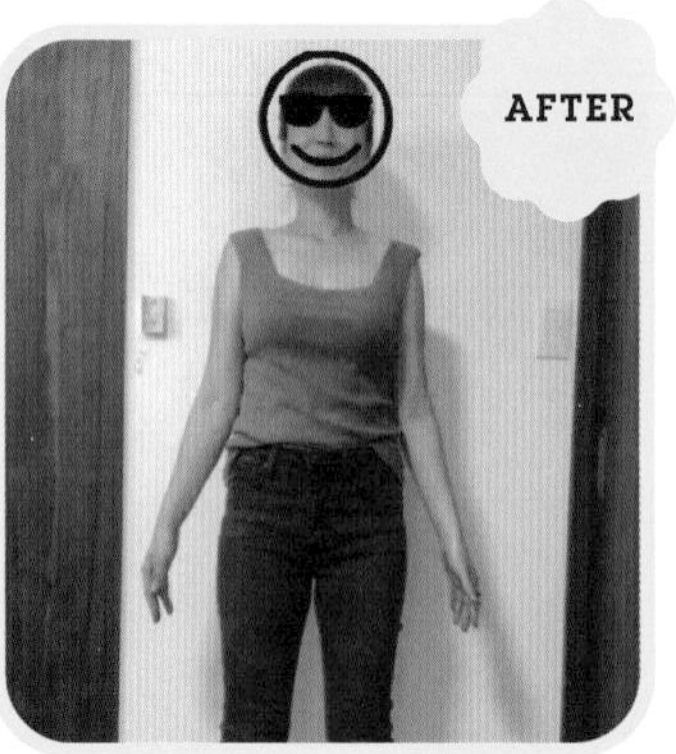

＊登場者の年齢はダイエット時のものです。

序　章

なぜ「3勤1休ダイエット」の成功率は、ほぼ100%なのか？

「3勤1休ダイエット」が必ず成功する3つの理由

理由
1
努力・我慢・意志力不要の「仕組み」がある！

ダイエットの王道である糖質ゼロやハードな運動を課せば、もちろん痩せます。でも、それを継続するのは過酷なため、大きなストレスを生み、仕事や日常生活の質を下げてしまいます。本書のプログラムでは「努力」「我慢」「意志力」は不要。大丈夫、それに代わる「仕組み」や「抜け道」があります。

理由
2
3か月かけて自然に痩せていく

「早く、たくさん体重を落としたい」それが多くの人の願いです。けれども、我慢を重ねて急激に痩せた場合は、その反動でリバウンドする可能性が高いです。だからこのダイエットは、人体のメカニズムに即した無理のない範囲・スピードで進んでいきます。体や脳がダイエット中であることに気付かないほどの自然さであり、それこそが成功の秘訣です。

理由3
自分自身が変わるから絶対にリバウンドしない

他者に管理されるダイエットの場合、成功した瞬間からリバウンドに転じることがあります。抑えつけていた食欲、管理下を抜けられた解放感が襲いかかってくるからです。

一方、本書のダイエットは管理型ではありません。ダイエットの仕組みは提供しますが、それをスムーズに回すためには、主体的に自分と向き合うことが必須です。しかし、その対峙があるからこそ、二度と太らない「精神」と「体」が手に入るのです。

3
months diet

「成功するダイエット」と「失敗するダイエット」の違いとは？

ダイエットに失敗する主な原因は3つあります。

- **厳しい食事制限**
- **激しい運動**
- **他者が管理**

甘いものを好きな方が糖質をゼロにしたり、お酒を大好きな方が禁酒をしたりするのは、非常に辛いことです。しかも、**糖質やお酒は中毒性が高く、摂取することで脳**

が快楽を感じるようにできているため、「食べてはダメ」という意志の力だけではなかなか太刀打ちできません。そのため、ついつい手が伸びてしまい、それが2度、3度とドミノ倒しのようになって、ダイエットが崩壊していくことがよくあります。

また、在宅ワークで1日の歩数が数百歩という方が、ランニング等の**激しい運動を始めることも挫折を引き起こしやすい**です。気持ちが高まっている数日間は実行できたとしても、例えば、雨が降って中止したのをきっかけに、そのまま終了するケースが多くあります。

食事制限も激しい運動も、自分1人では継続が難しい。だから、プロに頼んで他者に管理される道を選ぶ。そういう方もたくさんいます。

たしかに、プロに頼むと徹底的に管理をしてもらえるので、結果は出ます。「大金を払ってるんだから」という金銭的負荷もモチベーションになるでしょう。

けれども、「いざ痩せました、もうダイエットは終了です」、となった時、どうなるでしょうか？

それまでは「怒られないようにしよう」「お金を払ってるんだから」が、自分をコントロールする燃料でした。しかし、その燃料がなくなった今や、制御するのは困難です。そして、ダイエット前の、太っていた頃の生活に戻ってしまい、すぐにリバウンドしてしまいます。

「厳しい食事制限」「激しい運動」「他者が管理」の共通点は、どれも「非日常」だということ。

私は、それを**「ダイエットのイベント化」**と呼んでいます。

日常とかけ離れた状態に自分を置き、日常とダイエットが結びついていない状態のことです。生活とダイエットがスパッと切り離されているから、ダイエットが終わった瞬間、ダイエット前にいた場所へ振り戻されてしまう。**ダイエットをイベント化している限り、それが永遠に繰り返されます。**

ちなみに、私の兄も、とあるジムに通ってダイエットに成功しましたが、しばらくするとリバウンドしました。一生続けられる痩せ方を学んでいたのではなく、言われたことを従順にこなしていただけなので、ある意味当然だと思います。むしろ、ジム側はリバウンドさせるように設計しているのではと、勘ぐってしまうほどです。

ダイエット業界の、そういう不誠実な部分を壊したい。それが、本書を著している動機にもなっています。

ダイエットをイベント化せず、日常に織り交ぜる「仕組み」を作る

では、どんなダイエットが正解なのでしょうか？

ダイエットに悩んでいる方が望む「結果」というのは、**一時的に体重が落ちることではなく、ずっと理想的な体型を維持できること**だと思います。さらに、ストレスが伴わないなら、なおいいですよね。

したがって、それを叶えるダイエットこそが正解だと言えます。

そして、実はそれは非常に簡単です。

ダイエットをイベント化しない。つまり、きっちり線引きするのではなく、日々の

生活の中に、ポツンポツンとダイエット要素を配置していく。そして、俯瞰《ふかん》すると、ダイエット要素がある程度の割合を占めているような「仕組み」を作る。それこそが、正しいダイエットの在り方です。

無駄な努力はしない！
「最小の努力」で「最大の効果」が出ることだけをやる

私がクライアントさんに必ず問いかけるのは、**「それ、一生続けられますか？」**ということです。

甘いものを一生食べられない。家族の誕生日にケーキも食べられない。お酒も飲めない。そんなの、イヤですよね。そのようなダイエットでは、いくら適正体重が手に入ったとしても、人生の楽しみや喜びは奪われてしまいます。

したがって、私が提案する正しいダイエット法では、甘いものを食べていいし、とんこつラーメンも、チーズがたっぷりのったピザも、かつ丼だってＯＫです。ハードな運動も必要ありません。

ここで読者の方に問います。

「私が提案する、食べてもOKのダイエットは一生続けられますか?」

きっと、「それなら続けられそう」と、答えてくださるのではないでしょうか。

甘いものも、お酒も、ごはんも摂っていいダイエットで「最小の努力」をする。そして、**一生太らない体と心という「最大の効果」**を享受する。しかも、かかるお金はこの本の代金だけであり、暴飲暴食が減ることによって食費も削減できます。

これほど、無駄な努力や時間、労力、お金をカットしたコスパのよいダイエットがあるでしょうか。

ビジネスパーソンでも、主婦でも、仕事や私生活ですべきことは山ほどあります。

本書のダイエットは、そんな多忙な方々に最大のベネフィットをもたらすものだと確信しています。

3
months diet

ビジネスパーソンから産後ママまで。どんな生活スタイルでも痩せられる

私のクライアントには、大手企業の第一線で活躍している方や経営者など、一般的に「仕事ができる」と言われるビジネスパーソンの方も数多くいらっしゃいます。しかし、不思議なことに、そんな**優秀な方でも、ダイエットにはことごとく失敗しています。**

例えば、会食が多いのに糖質ゼロを目指したり、自己流のよくわからない謎のストレッチを毎日30分続けてみたり、完璧を目指すあまりハードな筋トレを己に課してみたり。本人は正しいと思っているけれども、努力の方向性が間違っているせいで結果が出ない。そういうことが往々にしてあります。

ビジネスを成功させるためには、まずは**ゴールを設定し、そこに到達する道筋を描き、日々、ゴールへ近付けているかを把握する**ことが大事ですよね。

いわゆる「仕事ができる人」は、みなさんそれをしています。

ところが、いざダイエットとなると、なぜかゴール設定がおろそかになって「よし、ダイエットしよう！」という蜃気楼《しんきろう》のようなゴールを目指し、努力の方向性を間違え、困った時は気合で乗り切ろうとして失敗し、そんな自分に打ち砕かれてゴールにたどり着けない方は多いのです。

多い時は週7日、外食をしていた美食家の精神科医・樺沢紫苑先生も約6キロ痩せた！

精神科医の樺沢紫苑先生のダイエット指導をさせていただいたことがあります。

樺沢先生は非常にグルメでお酒も好き。先生ご自身、何度かダイエットを試みたことがあるそうですが、会食や外食が頻繁にあるので難しいと思われていたよう。

そのため、ダイエット指導をさせていただくことになった時も、最初に秘書の方からは「樺沢先生がダイエットに成功したら、みんな絶対に驚きますよ」と言われたほどでした。

しかし、**2020年9月から3か月間、ダイエット指導をさせていただいた結果、なんと5・6キロ痩せられました。**そして現在もキープされています（樺沢先生のビフォー・アフターはp18をご覧ください）。

樺沢先生にお伝えしたのは、シンプルなことばかりです。

食事内容を見せていただいたところ、会食の翌朝もけっこうな量を食べていらしたので、まずは「お腹は空いているんですか？」と聞いてみました。

すると、「そういえば空いてないわ」とのことだったので、「じゃあ、少なめにしましょう」と話したり、「会食の時は好きに食べていいので、それ以外はがっつり系は控えましょう」と伝えたり。**相対的に「控えめな日を3日、ガッツリを1回」を繰り返す状態になるように食事を調整**していきました。そして見事成功。ご本人も「食べながら痩せられるんだ」と驚かれていました。

ダイエットの最難関層
「産後太りママ」達も、ラクラク最大マイナス8・8キロ

また、私のクライアントさんには、産後、「体重が戻らなくなった」と産後太りに悩むママ達も多くいらっしゃいます。

産後ママの方は骨盤が開いているので太りやすいことに加え、産後には運動できるような自分の時間も持ちにくく、また育児のためにストレスもたまりやすいので、食べることだけが楽しみとなってしまいがち。その結果、食欲が止まらずに太ってしまうのです。

産後太りママは、生活環境的には、ダイエット最難関の方たちですが、彼女たちも全員が、このメソッドで無理なく痩せ、最大8・8キロ減の方も。

ライフスタイルを問わず、実践できて結果を出せるのもこのダイエットの特徴です。

3
months diet

自然に痩せて二度と太らないためには、「3か月」がちょうどいい

これまで書いてきたように、私のダイエットプログラムは、我慢も意志力も不要なのに、どんなライフスタイルの人でもほぼ100%成功できるものです。

ただし、3か月かかります。長いと思われますか？

多くの人が望むのは、短期間で結果が出るダイエットです。「1週間でマイナス3キロ」というようなメソッドに惹きつけられるのもわかります。

しかし「1週間前は痩せていた」という人はいませんよね。太るのは年単位です。**数年、あるいは数十年かけて太った結果が今の体重なのに、週単位で結果を出そうとするのは、そもそも体に酷**ですし、不可能なことはおわかりいただけるでしょう。

では、なぜ3か月なのか。

一つには、**「3か月」というのは、目標設定をして、PDCA（計画→実行→評価→改善）を回す期間としてちょうどよい**からです。

ここでもビジネスを思い起こしてください。

3か月は、ビジネスでいうと四半期です。多くのビジネスパーソンは、四半期ごとにゴールを見据え、進捗《しんちょく》を確認し、それに応じてスケジュールやタスクを調整していることが多いと思います。

半年後や1年先のことはイメージしにくくても、3か月先まではなんとか見通せる、という感覚がおわかりいただけるでしょう。

また仕事も、うまくいく時とうまくいかない時の波があります。その両方を経験しないと、本当の意味で仕事がわかったとはいえません。それはダイエットも同じです。

ダイエットに取り組み始めて体重が落ちてくるとほぼ1か月ぐらいで、多くの人が停滞期に入ります。3か月継続するには、その停滞期を乗り越えていく必要があります。**その成功体験を得て、やっと一生使える「痩せる生活の仕組み」が身に付き、二度とリバウンドしない体が手に入る**のです。

事実、Googleを経てクラウド会計ソフトfreeeを生み出し、会社を上場させた起業家の佐々木大輔さんはその著書『「3か月」の使い方で人生は変わる』（日本実業出版社）の中で、「何かをつかめる、何かが変わる。そういう感触を得られるのが『3か月』という時間の単位だと僕は思っている（中略）。考え方や成功体験など、人生の転機という発想で見れば、『3か月』という時間の単位で何か手ごたえを得ることは可能だ」と書いていています。

ダイエットもビジネスと同じ。「仕組み」と「抜け道」でうまくいく

目標を設定し、きちんと回す「仕組み」を作り、長い目で見た時に60～70点くらいを維持できていれば、ビジネスは黒字になります。しかし、ビジネスには想定外の事態も付き物。だから、きちんと回す仕組みだけではなく、それを切り抜ける「抜け道」も用意しておくにこしたことはありません。

それはダイエットでも同じこと。**思いがけない食欲に翻弄されたり、モチベーションが急激に下がることも**ありえます。

もちろん、アクセル全開で高速道路を進む方が、ゴールには早くたどり着きます。しかし、渋滞もあるでしょう、交通事故もあるでしょう、燃料が尽きて動けなくなることもあるでしょう。

だから、別ルートを用意しておく。**無理して突破しようとするのではなく、着実にゴールに近付く「抜け道」を随所に用意しておく**のです。そうすれば、アクシデントに翻弄されることなく、自分のペースでゴールにたどり着けます。

では早速、「3か月で自然に痩せていく仕組み」である「3勤1休ダイエット」の考え方と実践方法についてご説明していきましょう。

ダイエットの意識が180度変わる格言

毎日たくさんではなく、特別な日に上質なものを食べる

例えば、毎日100円のコンビニスイーツを食べる場合と、週に一度500円の本格スイーツを食べる場合。どちらのほうが懐《ふところ》に優しく、満足度が高いだろう。

第1章

3日間
取り組んだら1日休む！
「3勤1休ダイエット」
の基本

「3勤1休ダイエット」のルールは3つだけ

基本

3日取り組み（ON）、1日休む（OFF）を繰り返す

たとえばこんな感じ

月	ON
火	ON
水	ON
木	OFF
金	ON
土	ON
日	ON

ルール1

3日間（ON日）は、「食べる時間」は8時間以内　NG30品だけ避ける

ダイエットに取り組む3日間は、1日24時間のうち、食べる時間を8時間以内に収めます（プロテインとスムージーは8時間以外に摂ってもOK）。まずは、今よりも食べる時間が短くなるようにして、少しずつ8時間に近付けていきましょう。この3日間も基本的には「NG30品」（p54）だけ避けるようにすれば、他は何を食べてもかまいません。

ルール2 1日（OFF日）は、1食好きなものを自由に食べていい。時間制限もナシ

3日間ダイエットを頑張った翌日は、ご褒美デーでOFF日です。「NG30品」を含め1食は好きなものを自由に食べてOK。8時間以内の制限もありません。

ルール3 「食べたもの」と「体重」を、毎日記録する

毎朝トイレへ行った後に、体重と体脂肪を測り「ライフスタイルシート」（p230をコピーして使用）に記入します。その日に食べたものや時間も記録し（スマホで撮っておくと便利）シートに書き込んでいきましょう。これは、自分の体の状態を把握し、正しい方向へ進んでいるかを確認するための資料であると同時に、あなたが毎日頑張った証にもなります。だから、OFF日も含めて3か月間、毎日記録します。

3
months
diet

基本ルール「ダイエットに3日（ON）取り組んだら1日（OFF）休む」を繰り返すだけ

3勤1休ダイエットの「3勤1休」とは、本来は、3日働いたら1日休む、という勤務体系のことです。全く休みなく働いたら短期的に成果は上がっても燃え尽きて体を壊してしまいますし、3勤1休くらいのほうが長期的に成果が出せるのは、ビジネスパーソンの方ならよくご存じでしょう。

それと同様に、**このダイエットでは、ダイエットモードを3日続けたら、1日ダイエットを忘れる、というように、ONとOFFのサイクルを繰り返していきます。**

ダイエットモードONの3日間も厳しい食事制限などはありませんが（p50参照）、

ＯＦＦの1日が入ることで、また新しい気持ちで持続しやすくなります。

ＯＦＦ日は、自分の予定に合わせて、アレンジＯＫ

また**定期的にＯＦＦの日があることは、会食が多い人でもダイエットを継続しやすいメリット**となります。

ダイエットを始めたとたん、友人の結婚式に招待された、グルメな方を接待することになった……など、「すみません、ダイエット中なので」では、切り抜けられないこともありますよね。そういう自分ではコントロールできない事情をきっかけに、「やっぱり自分にはダイエットは無理だ」と諦めてしまう人はすごく多いのです。

でも、そういった絶対にカロリーの高い食事を食べなければならない、夜遅くまで飲まねばならないようなイベントが入った場合は、その日を「ダイエットモードＯＦＦ」の日に設定すれば問題ありません。

ON日とOFF日の割合が、大体3対1になるように調整する

本来、「3勤1休ダイエット」は「3日取り組んで1日休む」を規則的に繰り返すのが基本です。しかし、先ほど言ったような突然の会食などで、そうともいかない場合は、左図を参考にして調整してみてください。

まずは、**1週間、1か月など長期的に見たとき、ON日とOFF日の割合が大体3対1になっていればOK**です。ただし、OFFの日が2日連続で入ると、それがきっかけに太りやすくなることもあるので、なるべく続かないようにしてください。

では、これから、ダイエットモードONの3日間に気を付けるべきことと、その理由などを、詳しくお話していきます。

「3勤1休」のリズムを守れない時

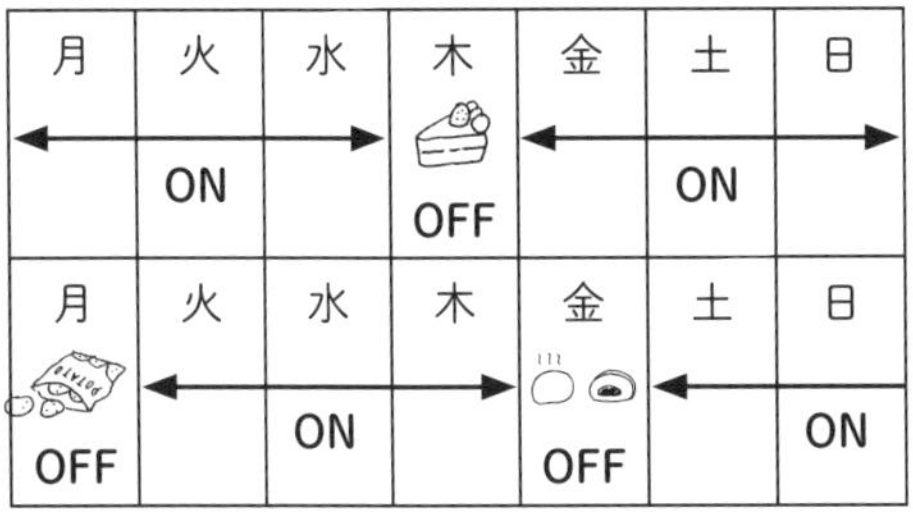

基本型

3日間はダイエットモードON、その翌日はOFF。それを規則正しく繰り返す。OFFは2週間で3回、1か月で7〜8回くることになる。

アレンジ型

例：休日と平日に、ボリューミーな会食の予定がある

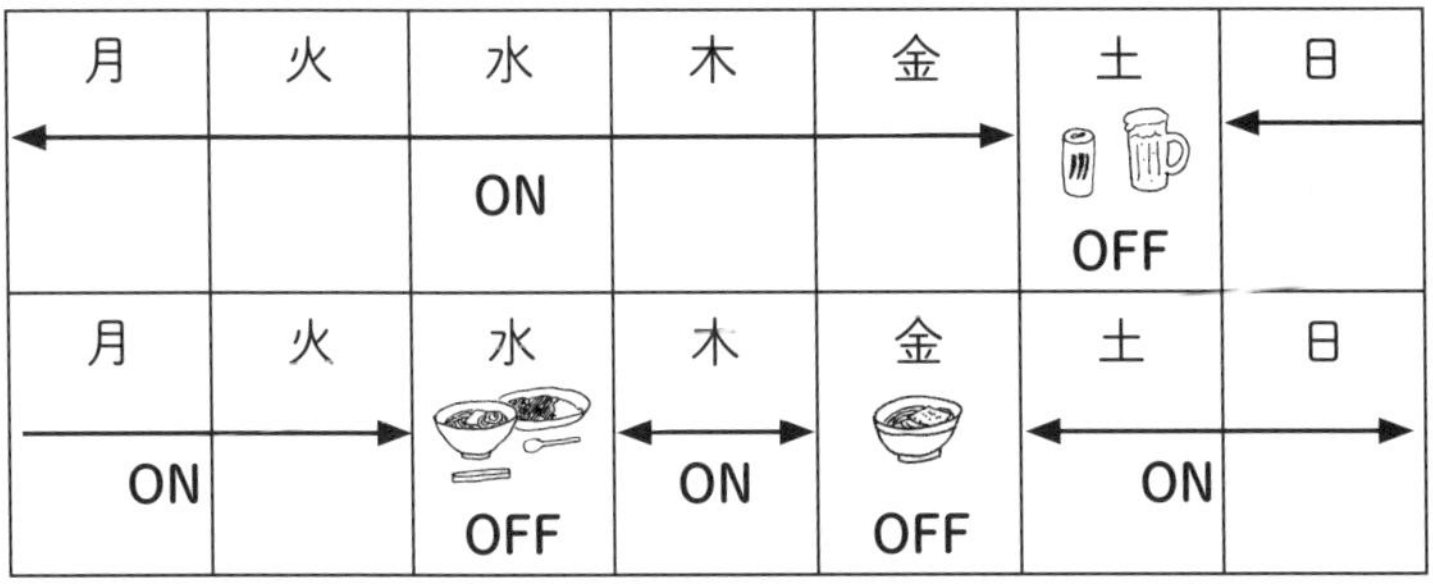

アレンジの仕方のポイント

2週間単位で見た時、OFFは3回まで。それ以外はONに設定する
OFFは2日連続で設定しない（太りやすくなる）
うまく調整できず、よくわからなくなったら、そこからリスタートすればOK!（諦めずに継続することが大事）

3 months diet

ルール1 ONの3日間は「食べる時間」は8時間以内、「NG30品」のみ避ける

昨日、あなたは朝食を何時に食べて、夕食を何時に食べ終わりましたか？　夕食後に夜食を食べたり、お酒を飲んだりした場合は、その時間を思い出してみてください。例えば、朝7時に朝食を食べて、夕食を20時に食べ終わったとします。その後、22時にテレビを見ながらお菓子をつまんだとすると、24時間のうち15時間を「食べる時間」に費やしていることになります。

実は、痩せられない人の共通点に、**「1日のうち、食べ物が胃袋に入っている時間が長い」**ということがあります。

なぜなら、ずっと胃や腸の中に食べ物が入っていると、内臓が疲労して消化が悪くなるうえ、インスリン（糖質を摂取して上昇した血糖値を、下げるために分泌されるホルモン。血中の糖分を脂肪に換えて体に溜め込む働きがある）の過剰分泌を招き、脂肪を溜め込みやすくなるからです。

一方、**食べる時間を短くすると、内臓がしっかりとリセットされて「痩せスイッチ」が入ります。**

そのために必要なのが、食べる時間を8時間以内に収めて、16時間の「食べない時間」を確保することです。

基本的に、最後の食事から10時間ほど経つと、肝臓に蓄えられた糖がなくなるため、その代わりのエネルギー源として脂肪が分解されていきます。

そして16時間を超えると、体内に備わっている「オートファジー」が発動します。

オートファジーというのは、細胞内の古くなったタンパク質が新しく作り替えられる機能のことで、人体が危機的状況に陥ったとき、すなわち飢餓状態＝空腹時に活発になると言われています。

オートファジーが発動すると、体内の不要なものや老廃物が一掃され、全身の細胞や組織、器官が活性化することで、ダイエットはもちろん、次のようなさまざまな効果を得られることが医学的に明らかになっています。

- **痩せスイッチが入る**（体重・体脂肪の減少）
- **美肌効果**
- **免疫力アップ**
- **糖尿病のリスクが低下**
- **心筋梗塞、狭心症のリスクが減る**
- **ガン、アルツハイマーの予防効果がアップ**

つまり、身軽で動きやすいうえ、病気を寄せ付けない若々しい体が手に入るのです。

「食べる時間」の8時間をどの時間帯に設定すると実践しやすいか、食べない16時間でも摂ってよいものなどは、実践編で細かく説明していきます（p89参照）。

最凶に太りやすい「ＮＧ30品」以外は、基本的には何を食べてもＯＫ

ＯＮの３日間も、８時間以内に食べていれば厳しい食事制限はありません。白米や食パンはもちろん、肉やお酒（ＯＫなお酒はｐ１４９を参照）だってＯＫです。「本当に、そんなことで痩せられるの？」と不安になるかもしれません。でも、大丈夫です。

ポイントは、「最凶に太る食べ物＝ＮＧ30品」の日常摂取、過剰摂取を避けること。

その食べ物とは、

①糖質が多い

②脂っこい

③糖質×脂質の掛け合わせ

日常よく食べられている食品から、そんな最凶に太る食べ物を選んだ「ＮＧ30品」が次のページです。

最凶に太りやすい「NG30品」

おやつ　3品

⑳クッキー
㉑チョコレート
㉒ポテトチップス

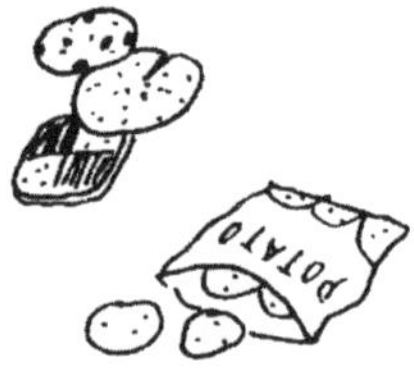

糖質×脂質、高糖質の代表格がコレ。どれも太りやすいにもかかわらず満腹度は低いため、エンドレスに食べ続けてしまうことも。

ドリンク・お酒　5品

㉓甘いドリンク&甘いお酒（甘いジュースやカフェオレ、梅酒、カクテルなど）
㉔エナジードリンク
㉕スポーツドリンク
㉖ビール
㉗日本酒

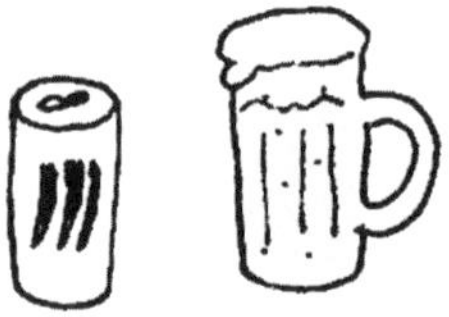

基本的に、冷たいのに甘みを感じるものは糖分が大量に入っているので注意。エナジードリンクやスポーツドリンクなど、ヘルシーなイメージがあるドリンクもかなり糖質が多め。

その他　3品

㉘中華まん（肉まん、あんまん、ピザまんなど）
㉙加工肉（ベーコン、ソーセージなど）
㉚インスタントラーメン

加工の段階で砂糖や保存料などの添加物が積み重なっていき、栄養も失われることが多い。肉や魚を食べる場合は、原型が残っている状態のものが◎。加工肉に関しては料理に少量混じっている程度のものなら食べてもよい。

ONの3日はコレを控える！

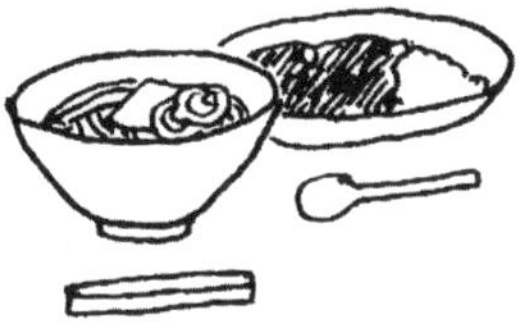

単品料理 8品

①ラーメン（特にとんこつ系）
②カレーライス
③丼もの（天丼、かつ丼、牛丼など）
④ハンバーガー（特にてりやき系）
⑤ピザ ⑥パスタ（特にクリーム系）
⑦オムライス
⑧粉物（お好み焼き、たこ焼きなど）

特に危険なのは、こってりラーメンやカレーライスなどの糖質×脂質の掛け合わせ。丼ものやハンバーガーは甘いたれがかかった高糖質なものに注意。海鮮丼や天津丼など、野菜とタンパク質が豊富なものは比較的太りにくいが早食いしないように注意。

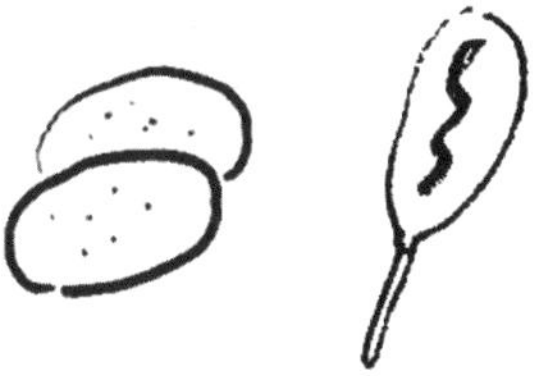

揚げ物類 6品

⑨フライドポテト
⑩コロッケ
⑪天ぷら
⑫とんかつ（特にロース）
⑬揚げパン（特にカレーパン）
⑭アメリカンドック

フライドポテトやコロッケなどは、糖質×脂質のかたまり。同じ揚げ物類でも、衣の中にタンパク質が多いもの（アジフライ、鶏の唐揚げ、エビフライなど）は比較的太りにくい。

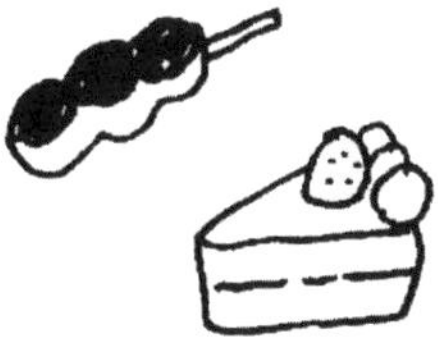

スイーツ 5品

⑮ケーキ
⑯和菓子（特に団子やおはぎなどの米系）
⑰ドーナツ
⑱菓子パン
⑲アイスクリーム

高糖質、または生地の面積が大きいものは太りやすい（チーズケーキ、モンブラン、みたらし団子など）。シュークリームやコーヒーゼリー、ティラミスなどは意外と低糖質なのでセーフ。

「NG30品」に代表されるような高カロリーで高糖質・高脂質の食べ物を私は「娯楽食」と呼んでいます（娯楽食の考え方はp94も参照）。

娯楽食は、体が本来求めている食事ではなく、それを食べたことによって脳が幸せを感じ、「おいしい！　もっと食べたい！」と勘違いしてしまうものです。

しかも、おそろしいことに、**娯楽食はいくら食べても満足感は得られません。**

私たちは「必要な栄養素が体に満たされない」と感じると、満腹感が得られず、必要以上に食べてしまうのです。**娯楽食は、糖と脂がたっぷりで高カロリーですが、栄養バランスが偏っているため、「栄養不足」だと感じてしまい、ついつい食べ過ぎてしまう**のです。

また、娯楽食によって得られた幸福感は一時的なものなので、数時間たつとイライラして、「もっと食べたい」という感情がわいてきます。そこでまた食べてしまうと、より多くのカロリーを摂取してしまい、悪循環が繰り返されていきます。

太っている方は、食事の8～10割を娯楽食が占めていることがよくあります。

したがって、それをONの3日間に控えるだけで、太る連鎖を断ち切り、体を痩せモードに導くことができるのです。

「脳」が欲する「娯楽食」ではなく「体」が欲する「ベース食」を食べる

「NG30品以外なら何を食べてもいいですよ」と、クライアントさんに伝えると、「逆に迷います」と言われることがあります。

個別レッスンの場合は、その方のライフスタイルに合わせてアドバイスをしていきますが、書籍ではそれができません。

そこで、「どうせなら、よりダイエット効果が高いものを食べたい」という方のために、ONの3日間の食事内容について、ポイントだけお伝えします。

ＮＧ30品に代表されるような**脳が欲する「食べたいもの」ではなく、体が欲する「必要なもの」（私はこれを「ベース食」と呼んでいます）を食べる**のが基本です。

積極的に摂りたいのは「マゴワヤサシイコ」の和食

「体に必要な食事（ベース食）」とは、簡単に言うと和食です。

一汁三菜でバランスよく摂取することが大切。日本で古くから愛されている食材の総称「マゴワヤサシイコ」を中心に、発酵食を取り入れることで、体はより快調になります。もちろん、白米も毎食摂ってＯＫ（茶碗一杯が目安）。代謝がよくなるため、ダイエット効率が上がるのはもちろん、脳の調子もよくなります。

ダイエットＯＮの日でも、基本的にはＮＧ30品を避けるだけで好きなものを食べてよいのですが、もし可能であれば、**「マゴワヤサシイコ」を中心にした和食のメニュー（洋食なら低糖質・高タンパクを意識する）にする**とさらによいでしょう。

体に必要な「マゴワヤサシイコ」

マ＝豆類（納豆、豆腐、大豆、小豆など）

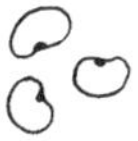

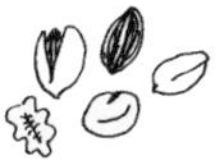

ゴ＝ゴマなどの種子類（ナッツ、くるみ、アーモンドなど）

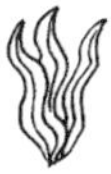

ワ＝ワカメなどの海藻類（ひじき、昆布、もずく、のりなど）

ヤ＝野菜類（ほうれん草やトマト、にんじんなど緑黄色中心）

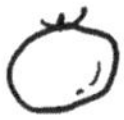

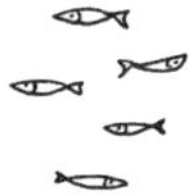

サ＝魚類（小魚、背青魚）

シ＝シイタケなどのキノコ類（エノキ、エリンギ、マイタケなど）

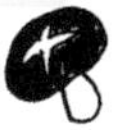

イ＝イモ類（サツマイモ、ヤマイモ、サトイモなど）

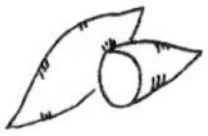

コ＝米類（玄米、五穀米など）

＋

*イモ類・白米は糖質も多く含まれるので
食べすぎ注意！

発酵食品（味噌汁、ぬか漬け、ヨーグルトなど）

メリット

体に必要な食事は簡単に言うと和食です。栄養素は互いに作用しあって働くため、一汁三菜でバランスよく摂取することが大切。日本で古くから愛されている食材の総称「マゴワヤサシイコ」に発酵食品を取り入れることで、体はより快調になります。

ルール2
OFFの1日は、1食好きなものを、好きな時に食べていい

3日間ダイエットを頑張ったら、その翌日はお休みです。「これを食べたら太るかな?」など、ダイエットのことは気にせずに、1食はなんでも好きなものをご褒美として食べましょう。「NG30品」もこの日は食べてOK。食べる時間も8時間以内に収めなくてかまいません。

ダイエット期間中に、スイーツやこってりしたものなどを食べるのは、こわいと感じる人もいるでしょう。それまでの努力が台無しになりそうだし、もっとスパルタ的に頑張って、しっかり結果を出したいと思うかもしれません。特に、真面目な人ほどそう感じると思います。

ところが、実は**真面目な人ほどダイエットに失敗する**傾向があります。

真面目な人は、ちょっとした失敗を許せません。だから、我慢できずにチョコを一口食べただけでも罪悪感を抱き、それがストレスになって、そのストレスを解消するためにまた食べて……を繰り返します。すごく反省はするけれども、では具体的にどうすればいいかというＴｏ ＤｏがないためＰＤＣＡが回らず、ストレスだけが増幅していきます。これは、「食べたい！」「でも食べてはダメ！」という、アクセルとブレーキを両方踏んでいるようなものです。これでは、うまくいきっこありません。

だからこそ、この「ＯＦＦ」の1日が効きます。アクセルとブレーキを両方踏み続けるのではなく、**ときどきアクセルから足を離してアイドリング状態にしたほうが、省エネルギーで遠くまで行ける**からです。

真面目な人は、このように既存のダイエットではうまくいかない面があります。

しかし、正しいやり方、ＰＤＣＡの回し方さえ知れば、真摯に取り組むことができるので、とてもスムーズに痩せていきます。

本書を信じて、ついてきてください。

「糖質中毒」を抜けると OFF日のドカ食いもしなくなる

太っている人のほとんどは、「糖質中毒」です。

だから、食後に甘いものを食べたり、ちょっと手が空いたら冷蔵庫を開けてみたりして、常に何かを食べています。しかし、これはその人の意志が弱いせいではなく、脳科学的な問題です。**脳は糖質を摂取すると幸せを感じるようにできている**ので、仕方がないのです。

そういう人が、糖質ゼロダイエットをずっと貫くのは非常にハードルが高いと言えます。欲求を抑えに抑えているので、かろうじてダイエットに成功した暁には、反動でスイーツなどの娯楽食をドカ食いする恐れが大いにあります。

でも、「3日頑張ったら、好きなものを食べられる」という心の拠り所があると、意外と頑張れるものです。仕事もそうですよね。「あと数日耐えれば休みだ」と思うと踏ん張りが利き、そしてしっかり休むことで、再び頑張る力がわいてきます。

私が多くのクライアントさんを指導して得た**肌感覚的には、糖質中毒は2～5日ほどで抜けます。**

だから、3日間頑張っている間に、「NG30品」に代表されるような娯楽食を食べなくても平気になる方も多く、「やっとなんでも食べられる日が来たけど、意外と食べなくても平気でした」と言われることがよくあります。

また、**「食べる時間」を8時間以内にすることで、味覚が敏感になってくる**のです。ちょっとした飢餓状態を作ることで、動物として感覚が鋭くなるからです。

そうすると、3日ぶりに糖質や脂質が多い娯楽食を食べると「味が濃すぎる」「甘すぎる」と感じるようになって、「もっと体にいいものを食べたい」と思うようになる方もいます。

とはいえ、「娯楽食をすごく味わって、今まで以上に楽しく食べられるようになりました」「少量で満足できました」という方もいるので、それは人それぞれです。

3 months diet

ルール3
「食べたもの」と「体重」「体脂肪率」などを、毎日レコーディング（記録）

3か月間は、ONの日もOFFの日もp230にある「ライフスタイルシート」をコピーしたもの（ダウンロードする場合は、p215参照）に体重や体脂肪、食事内容などを記録していきます。これは、レコーディングダイエットと呼ばれる方法です。

「全然食べていないのに太るんです」と言う人がいますが、食べたものを記録してもらうと「こんなに食べていたんだ！」と、驚かれることがほとんどです。

例えば、私のクライアントさんの中に、週に2回テニスをしていて、一見スリムなのに健康診断で引っかかった隠れ肥満の方がいました。

その方も「おやつは食べてないし、間食もしていません」と言っていましたが、ライフスタイルシートを書いてもらうと、原因は一目瞭然でした。

なぜか、昼食後に毎日、メロンパンを食べていたんです。お弁当を食べた後も、同僚とランチに行った後も、デスクで1個食べるのが習慣になっていました。ご本人的には食事の一環という認識だったので、「余分に食べている」とは全く思っていなかったそう。しかし、メロンパンのような菓子パンはNG30品に入る最凶の食べ物です。

このように、実は多くの人が、無自覚に太るものを食べたり、ダラダラ食いをしたりしています。自分が思っている以上にカロリーを摂りすぎているのです。

だから、それを**自覚するために記録をつける**ことは必須です。

書くだけでもう太らない！ライフスタイルシートの３つの効果

①食べ過ぎを防ぐことができる

食べたものが「見える化」するので、例えば、会食した次の日は「昨日はこんなにたくさん食べたから、今日は少し控えめにしたほうがいいかな」と、自分で気付くことができます。

自分が**食べたものをしっかり認識することは、ダイエットをするうえでとても重要**です。ダイエットに失敗する人は、食べた日や間食のことはすぐに忘れてしまいます。真面目な人はしっかり覚えているので、それがストレスになりますが、そうでない人は「ま、いっか」と口にした瞬間、食べたことを忘れます。その一方で、頑張った日や我慢した日のことはよく覚えているため「こんなに頑張っているのに痩せない」と思ってしまうのです。

いちいち記録するのは面倒くさいと感じるかもしれませんが、それもある種の抑止力になります。**「記録するのが面倒だから、小さな間食をやめました」**という人もたくさんいますよ。

②痩せない原因&痩せた理由がわかる

記録をつけていると、体重が減らなかった時や増えてしまった時に、どのような食生活をしていたかを振り返ることができるので、原因を見つけやすくなります。

例えば、メニューは大体毎週同じなのに、ある週は痩せて、ある週は全然痩せないという方がいました。**その違いを分析すると、器にありました。**痩せた週は和定食のように器を分けていたけれど、痩せない週は洗い物の手間を省くために、大きなワンプレートにしていたそうです。そのため、ドカ盛りになり、早食いになって、インスリンの分泌を促進していたようです。

このように、**記録をすることによって原因がわかれば、対策を講じることができます。**そして、PDCAを回せるようになっていきます。

③体調管理につながる

体がだるい日や頭が重い日など、体調がいまいちだと感じる日は余白にメモをしておきましょう。振り返ってみると、食べ物が影響していることがあります。

脂っこいものを食べた次の日は胃がもたれる、甘いものをたくさん食べた次の日は空腹感が強いなど、**食と体調は密接に関係しています。**自分の体が悪影響を受ける食事を把握しておけば、大事な予定の前日は、それを食べないという選択ができます。

最高のパフォーマンスを発揮できるように、生活を分析しましょう。

面倒なカロリー計算はしなくていい

従来のレコーディングダイエットでは、食べたものを量って、カロリー計算をするように推奨しているものもあります。

しかし、**私のプログラムではカロリー計算は不要です。食材をすべて書き出したり、量を計測したりする必要もありません。**

カロリー≒脂質なので、「NG30品」を控えれば、おのずと低カロリーの生活になるように仕組み化されているため、面倒な計算をしなくてよいのです。

また、摂取カロリーが少なくても糖質が多いと太りやすくなりますが、糖質に関しても、「NG30品」でフォローしているので、読者の方が日々の食事において、わざわざカロリー計算をする必要はありません。

何度もお伝えしているように、面倒なことをするのは大きなストレスになるため、継続が難しくなります。**食事の記録は、食べる直前にスマホで食事を撮っておけば、食べたものと食べた時間が自動で記録**されます。体重計もアプリ連動のものだと便利ですが、なければ、数値をスマホで撮っておくだけでOK。

ただし、とりあえず覚えておくための記録はスマホに頼ってかまいませんが、時間を見つけて必ずライフスタイルシートにペンなどで書くようにしてください。**「手で書く」行為には痩せやすくなる効果がある**からです（p106参照）。

ライフスタイルシートの書き方や、記録の振り返り方の詳細については2章で説明します。

完璧に進めるのではなく、コツコツと休み休みで、転んだらまた起き上がる。そして、いつの間にかゴールにたどり着いている。それこそが、誰もが無理なく成し遂げられる、正しいダイエットです。

3
months
diet

「抜け道」配置で挫折しない！ 辛い運動や激しい筋トレも必要ナシ

「3勤1休ダイエット」の基本ルールがおわかりいただけたでしょうか？　ONの3日間だけ、なるべく食事を8時間以内に収め、NG30品を食べないだけなら、なんとか自分にもできそうと思われた方も多いのではないでしょうか。

でも、人間の意志は、自分が思っているよりずっと弱いもの。いろいろな誘惑やストレスなどで、たった3日間だけでも、NG30品を我慢することができなかったり、本来は食べるべき時間でない時に食べてしまったりすることは本当に多いのです。

でも大丈夫。そんな時のために、このダイエットでは**誘惑に負けそうになった時の「抜け道」を用意**しています。

挫折するポイントは皆ほとんど一緒。我慢せずに「抜け道」を通ればいい

多くの人が、挫折するポイントはほとんど一緒です。

- **甘いものが食べたい**
- **お酒が飲みたい**
- **口がさみしい**
- **思うように痩せない**

「我慢してください」なんて言いません。

こういう時は、**真正面から闘わずに、「抜け道」を通ることで、その欲求を抑える**ことができます。具体的な方法は3章で紹介します。

ランニングよりも日常の早歩きを増やしてカロリー消費

ダイエットの基本は、摂取カロリーより消費カロリーを多くすることです（厳密に言うと糖質も関係しますがここでは割愛）。

カロリーを消費するには有酸素運動がいいのは事実ですが、私がクライアントさんに真っ先に伝えるのは、**「明日から突然ランニングをしようなんて、絶対に思わないでください」**ということです。

肥満体型の方がランニングをすると、ひざや腰などに負担がかかりますし、実際、息も上がって辛いです。そして、一度でも「辛い」と感じると、次にやろうとする時、やらない理由を探し始めます。それによって、「一度はトライしたのに、やらなくなった自分」に落ち込み、ダイエットからフェードアウトしていきます。ハードな筋トレも同様です。先述した通り、ダイエットをイベント化すると、たいがい失敗します。

	ウォーキング	早歩き	ランニング
脂肪の燃焼量	少ない	多い	中くらい
糖の消費量	少ない	少ない	多い

だから、**特別なことはなるべくしないほうがいい**のです。

その代わり、私がおすすめしているのが、**毎日の通勤や買い物、子どもの送り迎えなど、生活の中に「早歩き」を取り入れる**ことです。

なじみのある「歩く」という行為に、「早」をプラスしてみてください。これなら、日常の先に運動があるので、ダイエットがイベント化しません。

しかも、**早歩きは、長い目で見るとランニングよりもダイエット効果が高い**のです（最も効率的に痩せられる早歩きの速度はｐ１８７を参照）。上の表は、ウォーキング、早歩き、ランニング、それぞれの脂肪の燃焼量と糖の消費量を比較したものです。一見、ランニングが一番痩せそうですが、挫折しやすかったり、食欲が増して消費カロリー以上に食べてしまったりするので、趣味でやりたい方以外おすすめしません。

ダイエットの意識が180度変わる格言

空腹は不快ではない。体が痩せようとしている証

空腹は体が変化しているサイン。しかも、胃から分泌される「グレリン」の量がアップすることでミトコンドリアが強化され、疲れにくい体にもなれる。

第2章

体と心が
みるみる変わる
いざ実践！
「3勤1休ダイエット」

準備↓実践↓振り返りを繰り返す

ステップ1 準備：現状把握&目標設定

すぐに、ダイエットを始めたくなっても、ちょっと待って。ダイエットは、やみくもに取り組んでもうまくいきません。まずは、ゴールと現在地を把握してから。

体重、体脂肪、ボディラインなどを記録して客観的に把握します。そして目標を設定します。3か月間で、体重・体脂肪をどれだけ減らすのか、目標を数値で表してください。

そして正しい方向に進めているかを適宜、確認します。ステップ1～3を繰り返すイメージで実践していきましょう。

ステップ 2　実践：3日間取り組んで1日休む

3日間取り組んで1日休む、を実践します。1章でお伝えしたように、①ONの3日間は食べる時間は8時間以内でNG30品のみ避ける。②OFFの1日は、1食好きなものを食べてよい。時間制限もナシ。③ライフスタイルシートにレコーディングをする。

ステップ 3　振り返り：成功or失敗の原因を分析

ライフスタイルシートを見ながら、1日、1週間、1か月ごとに振り返りを行います。うまくいっている理由や、うまくいかない原因などを分析して、努力の方向性を軌道修正していきましょう。

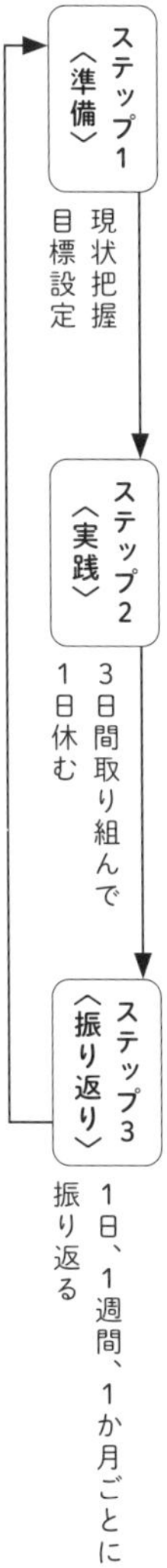

3 months diet

ステップ1：準備
目標を決めて、ダイエット宣言。言い訳のできない環境を整える

ダイエットに失敗する人の多くは、進むべき方向を決めずに走り出します。

例えば、東京にいる人が3時間後に京都に行きたいのに、北に向かって突然全力でダッシュを始める。旅行ではそんな人はいませんが、ダイエットでこれをする人は驚くほど多いです。

行先を明確に決めれば、確実に距離は縮まります。まずは**現状を把握してゴールを定め、道筋を描きましょう。**これらが明確であればあるほど、ダイエット成功の確率は上がります。

現状把握の仕方

1 体重・体脂肪を計る

体重・体脂肪を計ることは、自分の体と向き合うことにほかならない。今までの自分の食事・行動はすべて今日の数値に表れている。

2 自分の姿を写真に撮る（スタート時、1か月後、2か月後、3か月後）

体重や体脂肪は落ちにくいが見た目から変わる人もいるので、毎日の数値の変化で一喜一憂しないためにも記録しておく。なお、筋肉量が増えると体重は一時的に増えるが、痩せモードに入ってからは落ちていく。

Point!

- 体のラインが出る服装で撮る
- 撮影のタイミングは「朝、トイレへ行った後」で統一
- 色々な角度から撮る

顔

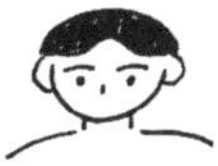

全身（前）

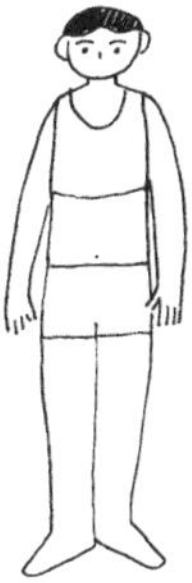

全身（後ろ）

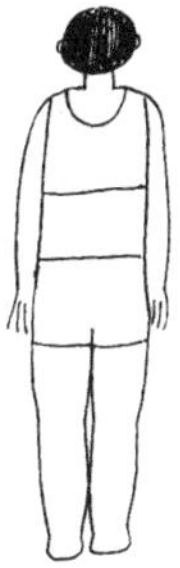

上半身（正面）

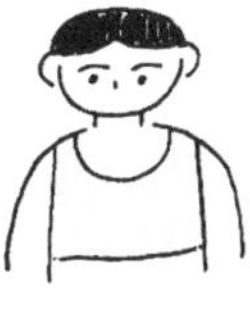

上半身（横）

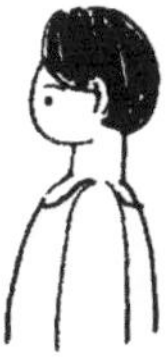

特に気になる部位

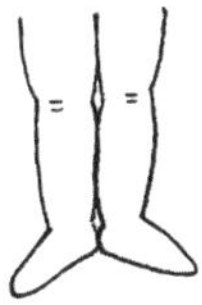

目標数値は、1か月あたり現体重の2・5〜5%減を目安とする

「若いころよりも、けっこう太ってきたから痩せたい」では、痩せません。**達成する目標は数値化**しましょう。そうしないと、ゴールに近付いているのか、離れているのかがわからないので、分析のしようがないからです。

まずは、理想の体型だった頃の自分を思い出してみましょう。学生時代に運動部に入っていて腹筋が割れていた自分。産前の、おしゃれを楽しんでいた自分など。そして、その頃の自分の体重・体脂肪を目標に設定します。

また、**目標ペースは、1か月あたり現体重の2・5〜5%減くらいが目安。**60キロの方なら、1か月で、マイナス1・5〜3キロ減くらい（3か月で4・5キロ〜9キロ）です。**過度なダイエットは体の負担やリバウンドの原因になる**ので気を付けてください。

目標を設定する

理想の体型だった頃の自分の体重・体脂肪、もしくは理想的な体重・体脂肪を算出して目標値を決めます。

※目標値を自動で計算するにはp215をご覧ください。

〈理想的な体重・体脂肪の考え方〉

□健康体重(kg)＝(身長m)^2×22

有病率が最も低くなるBMI=22をベースに計算した体重

□美容体重(kg)＝(身長m)^2×20

見た目がすっきりとしているが痩せすぎではない健康的な体重

□性別・年代別、スリム体型の体脂肪

	20代	30代	40代	50代～
女性	22%	23%	24%	25%
男性	16%	17%	18%	19%

※1か月で落とす体重は、現体重の2.5～5%が無理のない範囲です。

※体脂肪は一般的に成人女性は30%、男性は25%以上になると過剰と言われています。上記は私が使用している目安ですが、体組成計に附属する説明書なども活用してみてください。

ex. 50歳・男性・170cm・65キロ・体脂肪率25%の場合、下記の範囲で目標値を決める。

健康体重＝(1.7)^2×22＝63.58kg

美容体重＝(1.7)^2×20＝57.8kg

ペースとしては、

65kg×(0.025～0.05)＝1.625～3.25kg／1か月

周りを巻き込んで環境を整える

家族や友人は、よかれと思ってダイエットの邪魔をしてくることがあります。

家族がスイーツを買ってきてくれたり、同僚がお土産のお菓子をくれたり、帰省した時に両親が料理を山ほど並べてくれたり……。

こういう**親切が原因で、ダイエットに挫折する方は非常に多い**です。

だから、1人でダイエットをするのではなく、周りの人たちの力を借りましょう。周りの人たちの親切が、あなたのダイエットと衝突しないように環境整備をするのです。そうすれば、成功率は格段に上がります。

例えば、家族、友人、同僚、一緒にいる時間が長い人などにダイエットすることを宣言します。少なくとも3人以上はいるほうがいいでしょう。

さらに、その人たちに、**具体的にどのようにダイエットに協力してもらうかを考えて**、伝えてください。

・奥さんに、高糖質・高脂質の「NG30品」メニューをなるべく控えてもらうようお願いする。
・旦那さんに、買い置きのカップラーメンを目につかないところに隠してもらうようお願いする。
・旦那さんに、特別な日以外は甘いものを買ってこないようお願いする。
・出張のたびにお菓子を買ってきてくれる同僚に、甘いものを控えていることを伝える。

……などなど。

ちなみに、**相手を傷つけないためのウソは大いにアリ**です。「医者に止められていて」「最近、胃の調子が悪くて」など、食べない理由として積極的に使っていきましょう。

こうして、誰にどんなお願いをするか決めたら、早速、その人たちにダイエットをすることを伝え、実際に協力をお願いします。

「ダイエット宣言」することで逃げ道も封じる

ダイエットに失敗する人の多くは、1人でダイエットを始めて、1人でひっそりと諦めます。ダイエットすることを誰にも伝えていないので、途中でやめてしまっても、誰も気付かないし、責められることも呆れられることもありません。

つまり、最初から逃げ道が用意されているのです。

「ダイエット宣言」には、周りに応援してもらう環境を整えるとともに、自分で逃げ道を封じる意味があります。

協力をお願いする身近な人に対して宣言するのはもちろんですが、身内の場合は、失敗しても「また失敗したね」と言われるくらいで本人も慣れっこになっていることがあります。

だから、おすすめは**SNSで「今日からダイエットをやって、3か月後に●キロ痩せます」と発信する**こと。失敗したら恥ずかしいからなんとか頑張りぬこうと思えますし、成功をした暁には、「有言実行の人」として社会的評価も上がりますから、モチベーションも上がります。

また、SNSで「ダイエット宣言」をすると、応援のコメントがついたり、「自分もやりたい」という人が出てくることが多いです。

その際には、ぜひ、その方にもこの本を購入していただいて(笑)、一緒に取り組んでみると、楽しみながらできると思います。

何のために痩せるのか？
多面的な目的だと挫折しない

ダイエットを成功させるためには、ダイエットの目的を明確にすることが欠かせません。

「なぜ痩せたいのか」。

それがしっかり胸に刻まれていれば、これから3か月間、その思いを燃料にしてモチベーションを維持することができます。

だから、ダイエットを始める前に、目的をしっかり言語化することが大切です。

ポイントは、目的を多面的に形成すること。

自分のため、大切な人のため、誰かを見返すためなど、多面的に痩せる目的を設定しましょう。そうすれば、よりモチベーションが高まるとともに、強固になります。

手帳やノートなどに書いて、ときどき見返すのがおすすめです。

目的を多面的に設定する

自分のために頑張る

・仕事で第一印象をよくしたい
・好きな服を着ておしゃれをしたい
・エンゲル係数を下げてお金を貯めたい
・体重を減らしてひざの痛みを和らげたい
・老後も健康でいられるように肥満体型にサヨナラしたい

大切な人のために頑張る

・子どもと一緒に水着を着てプールに行きたい
・授業参観で子どもが恥ずかしい思いをしないように痩せたい
・痩せてきれいになって、旦那さんを喜ばせたい
・肥満で病気になるのではと心配している両親を安心させたい
・〝推し〟に会う次のライブまでに痩せてきれいになりたい

誰かを見返すために頑張る

・産後に太ったことを、詐欺だと言ってくる旦那を見返したい
・同窓会で、太ったとバカにしてきた○○を痩せて驚かせたい
・同僚に、やればできるところを見せつけたい
・いつもマウントをとってくるママ友をギャフンと言わせたい
・どんくさいと陰口をたたいている同僚の口を封じたい

3
months
diet

ステップ2：実践
「3日取り組んで1日休む」を生活に無理なく取り入れていく

ダイエットを始めると決めた日から、1章で説明した通りに、基本的には3日間取り組んで1日休む、を繰り返し、食べたものと体重などをライフスタイルシートに記入していきます。

【ONの3日間】

- **食べる時間を8時間以内に収める**
- **NG30品を避ける**

【OFFの1日】
・1食は何を食べてもOK
・食べる時間の制限もナシ
・毎日レコーディングは続ける

では、具体的にやり方を見ていきましょう。

食べる時間を8時間以内に収める工夫

食べる時間を8時間以内に収めるということは、例えば、朝食を7時に食べたなら、夕飯は15時に摂り終えないといけないということです。それ以外の時間は、つまみ食いや味見程度の少量であっても固形物は控えます。

さすがにこれは難しいと感じるかもしれません。でも、大丈夫。食べてはいけない

16時間の間でも、**水分や、スムージーやプロテインなど消化に負担をかけないものなら摂ってもいい**ので、それらをうまく取り入れながら、無理のない基本のスケジュールを立ててみましょう（ただし、**食べてはいけない16時間の間に摂る場合、プロテインドリンクは牛乳や豆乳でなく水に溶かしたもの、スムージーは砂糖や乳製品を加えず、野菜と果物と水だけの手作りのもの**にしてください）。

左のページにライフスタイル別に取り入れやすい、3つのおすすめのパターンを提案しています。ご自身の生活時間やその時々の状況に合わせて選んでみてください。

なお、ONの3日間、毎日8時間以内に食事を収めるのがどうしても辛い場合は、

- **最初は10時間以内に収めることから始め、少しずつ時間を8時間に近付けていく**
- **ONの3日間のうち、まずは1日だけ8時間にしてみる**

など、スモールステップでやり始めてください。これでも体重は落ちやすくなります。初めから完璧にやろうとするとストレスになり、続けていくのが難しくなります。

食べる時間を8時間に収める具体策

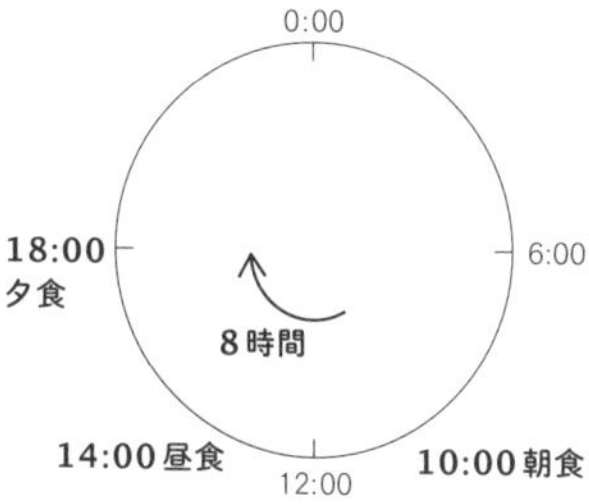

パターン1
朝食をずらす

1回目の食事のスタートを遅らせて夕食も早めに摂る。起床後に、実はあまりお腹が空いていない人や、時間の融通が利く人におすすめ。

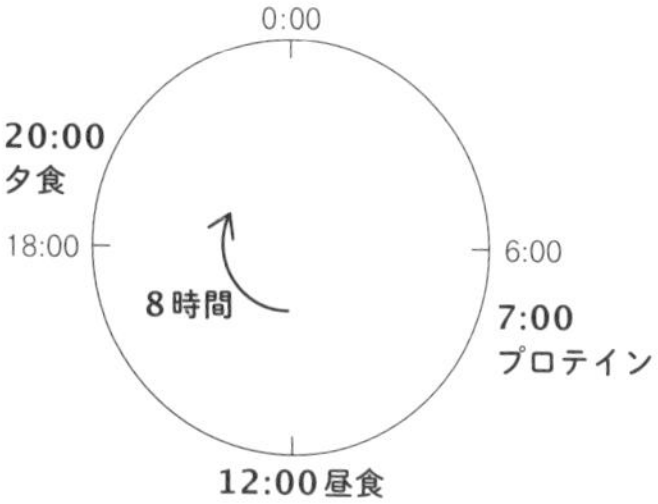

パターン2
朝食をプロテインに

朝食に固形物を食べる代わりにプロテインを摂取。昼食と夕食は、一般的な時間帯にとれるので、生活を大きく変える必要がなく、習慣化しやすい。

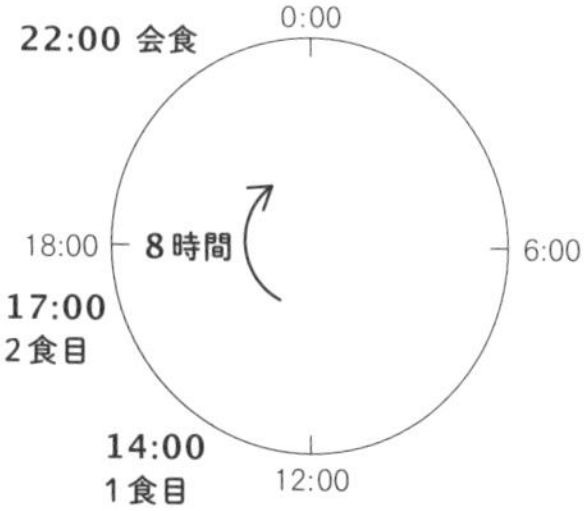

パターン3
夜の会食に合わせる

夜に会食の予定があったり、夕食がどうしても遅くなる人に適した方法。1食目まで空腹に耐えられない場合はプロテインやスムージーを補給して。

Point!

空腹時はプロテインやスムージーを活用して乗り切りましょう。
プロテインは水に溶かしたもの。スムージーは野菜と果物と水だけの手作りを。

NG30品以外でも、なるべく避けたほうがいいもの

さて、1章でも説明したように、ONの3日間は、基本的にはNG30品（p54〜55）を避けるだけで、それ以上の食事制限はありません。

とはいえ、NG30品に指定しているのは、私が「娯楽食」と呼ぶものの中でも日常よく食べられている「最凶の食べ物」だけ。

皆さんが迷わずに実行しやすいように、「NG30品」を決めていますが、実は、どこかではっきり線引きされるものではありません。これ以外の食べ物やレシピにも、NGに近い「娯楽食」もあれば、最も理想的な食事である「マゴワヤサシイコ」に近い「ベース食」もあり、本来はボーダーレスです。また家庭料理には、「名前のない適当料理」もありますので、迷うこともあるかもしれません。

そんな時に目安にしていただきたいのが、次のページのマトリクスです。**基本的には、高糖質なもの、高脂質なものや、高糖質・高脂質のダブルのものほどレッドゾーンに近くなります。**また、名前のない家庭料理の場合の娯楽食度は器のベタベタ感が一つの目安になります。簡単にベタベタが落ちないものは高脂質の証。娯楽食の度合いが高いと考えてください。

ベース食が多いほど痩せ効果があるのは、レコーディングしていると実感できると思います。

また、ＯＦＦの1日の1食は、何を食べてもかまいませんし時間制限もありません。我慢していたＮＧ30品など高糖質・高脂質のものも食べてもかまいません。でも、食べたい！　と思うものが特にないのであれば、ＯＮの日と同様に、8時間以内にＮＧ30品を避けて食べるのでもかまいません。

p96からは、1週間のメニュー例も載せていますので合わせてご覧ください。

娯楽食の考え方

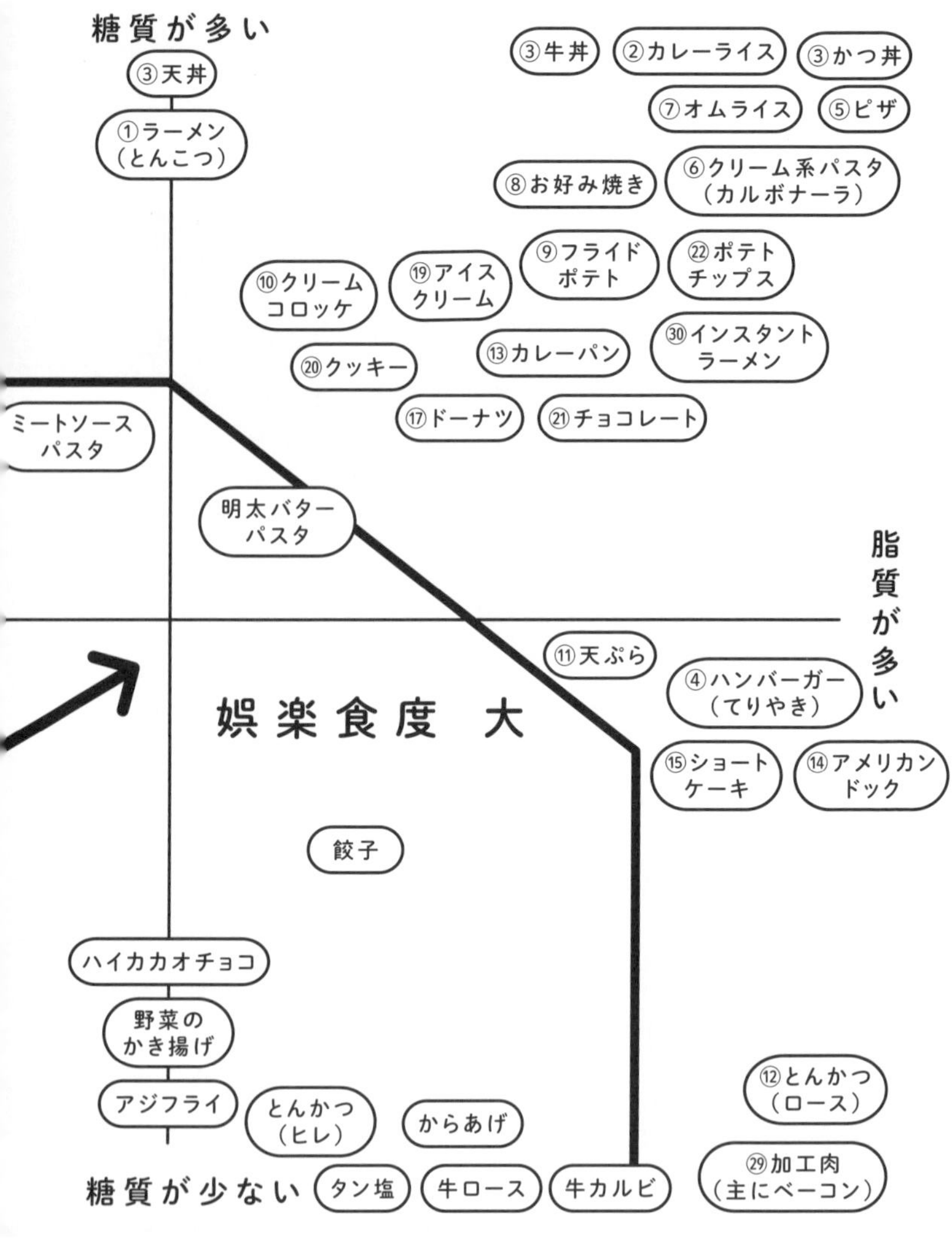

なお、食品に含まれる脂質量や糖質量は、文部科学省の「日本食品標準成分表2020年版（八訂）」を基準にしています。また1食の量は、複数の本やネットを参考にしています。マトリクス上の場所はあくまで目安で、使用している材料や量によって変わります。

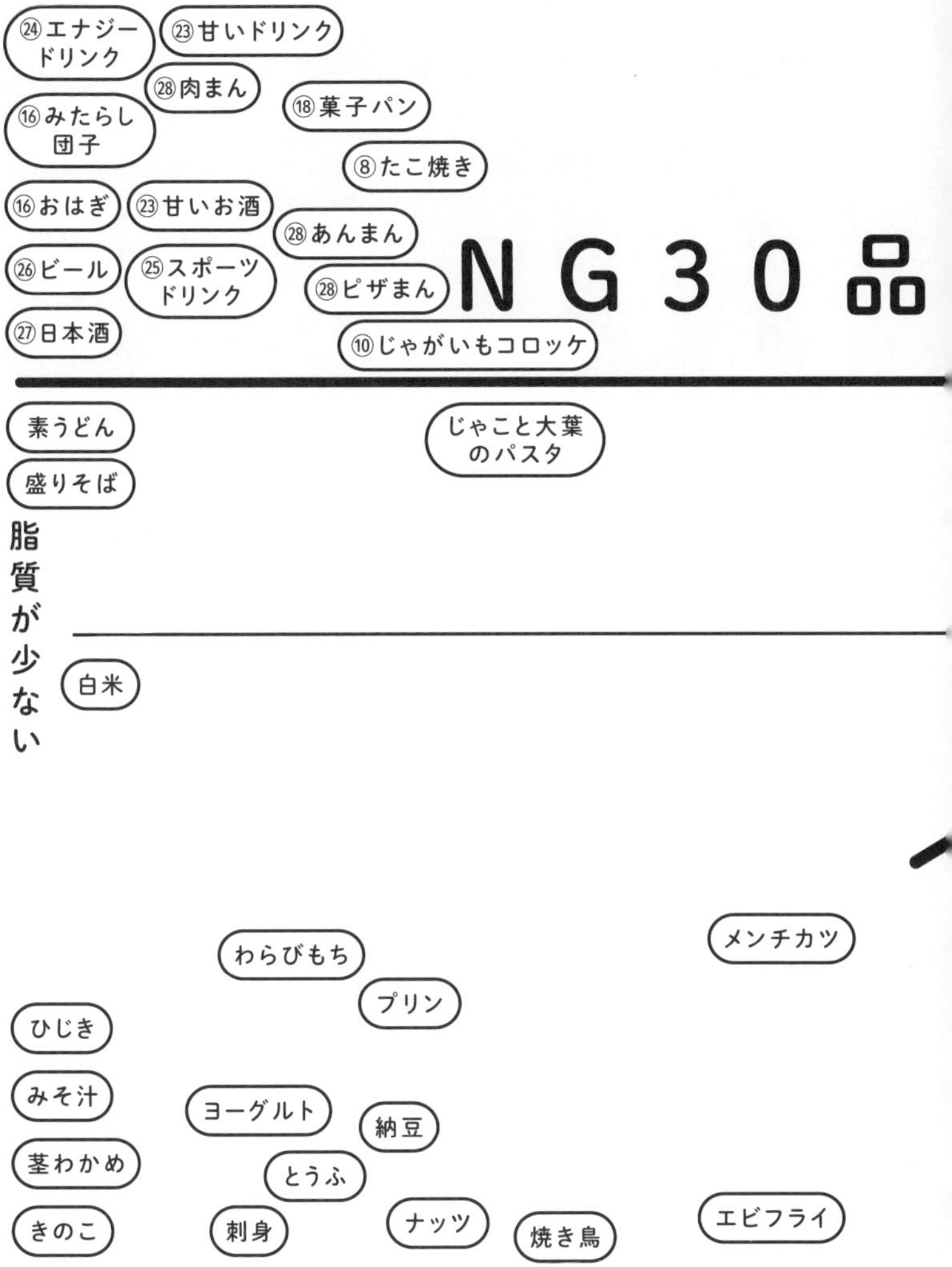

娯楽食の考え方

上記のマトリクスは、1食あたりの脂質や糖質をベースにしたものです。よく食べる食事メニューの中で、高糖質、高脂質、あるいはその両方のものが、NG30品になっています。NGゾーンに入らなくても、線に近づくほど娯楽食度は高くなり太りやすいメニューだと言えます。

コンビニ商品はほとんどの商品やメニューにカロリーが表示されているので、迷った時に便利。汁物を追加すると満腹感がアップ！

Day 4

ダイエットOFF

1食好きなモノを食べましょう

Day 5

・和定食（魚・納豆・味噌汁・米）

・チキンナゲット
・炭酸水

・おでん（こんにゃく、昆布巻、牛すじ）

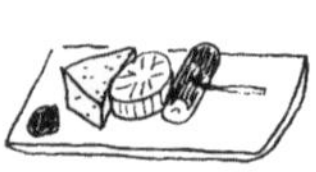

Day 6

・ゆで卵
・味噌汁

・ローストチキン
・オニオンスープ

・ユーリンチー弁当

Day 7

・もずく酢
・チキンと豆のサラダ

・サバの塩焼き定食

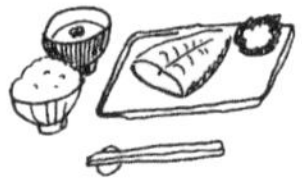

・アクアパッツァ

7日間
メニュー
例

コンビニ・外食編

	Day 1	Day 2	Day 3
朝	・ハムサンド ・ウーロン茶	・玄米おにぎり ・黒豆茶	・全粒粉パン ・コンソメスープ
昼	・サラダチキン ・豚汁	・刺身定食	・焼き鳥 （砂ぎも、ねぎま、軟骨／塩）
夜	・ホイコーロー弁当	・リブステーキ弁当	・バンバンジー弁当

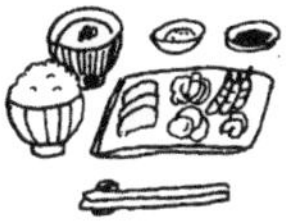

米は玄米か雑穀米に換えて糖質をカットするとさらによい。肉の脂はキッチンペーパーで吸い取ってからお皿に盛ると余分な脂をカットできる。

Day 4

ダイエットOFF

1食好きなモノを食べましょう

Day 5

・プロテイン

・たまごスープ
・枝豆とブロッコリーのサラダ

・唐揚げ
・ごはん（小盛）
・トマト

Day 6

・チーズトースト

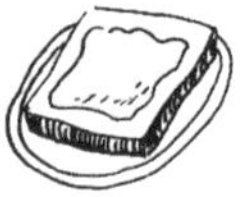

・チキンと豆のサラダ
・わかめスープ

・レバニラ炒め
・ごはん（小盛）
・もずくスープ

Day 7

・スムージー

・シーフードパスタ（全粒粉）

・餃子
・味噌汁
・ごはん（小盛）

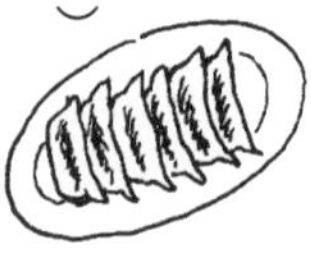

7日間
メニュー
例

おうち編

Day 1

朝
- プレーンヨーグルト
- カットフルーツ
（りんご、バナナ、キウイなど）

昼
- 生ハムと
ゆで卵のサラダ
- 炭酸水

夜
- 肉野菜炒め
- ごはん（小盛）
- 味噌汁

Day 2

朝
- ごはん（小盛）
- 納豆
- 味噌汁

昼
- もやしサラダ

夜
- 焼肉（タン、ロース、ホルモン／塩）
- ごはん（小盛）

Day 3

朝
- 具だくさん
野菜スープ

昼
- 春雨スープ
- ひじき

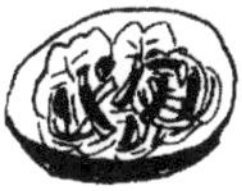

夜
- ローストビーフ
- サラダ
- ごはん（小盛）

「レコーディング」は、ライフスタイルシートをまずコピーすることから

さて、ダイエットを始めたら、ONの日もOFFの日も、p230にあるライフスタイルシートをコピーしたもの（ダウンロードする場合はp215参照）に、食べたものと時間、体重などを記録していきます。

私自身、**ライフスタイルシートへの書き込みを習慣化することが、最も難しい**と感じています。そこで、継続のためのちょっとしたコツを伝えます。

まず、最初に、**ライフスタイルシートは、13枚コピーして、ファイリングしてください。**

とりあえず1枚だけコピーをして書き始めると、2枚目が必要になった時、思わぬ落とし穴に落ちることがあるからです。

とあるクライアントさんは、2枚目をコピーするのが面倒だったため、代わりに手

帳にメモをし始めました。

しかし、手帳はライフスタイルシートのようにフォーマットが整っていないうえ、他にも書き込むことが多いため、抜けが多くなっていったそうです。また、手帳が1日1ページ仕様だったため、1週間をパッと振り返ることもできず、だんだんと日々の分析がおろそかになっていきました。

そこで私は、「今日からリセットするつもりで、まずはライフスタイルシートを13枚（3か月分）コピーして、ファイリングしてください」と伝えました。

人間は、すでにそこにあるものを無視できません。目の前に用意されていれば、自然と「書こう」という気持ちが生まれます。

だからこそ、用意が大事。**まずは、毎日書くための体制を整えましょう。**

次のページにライフスタイルシートの書き方を載せましたので、まずは、何を記入しないといけないのかを確認してください。日記を書くよりもずっと楽だと思いますが、ためると面倒になってしまうので、**空き時間に少しずつ記入するのを習慣にする**といいと思います。

①週数

ダイエットを始めて何週目にあたるかを書く。

②今週の目標

落としたい体重や体脂肪の数字、頑張りたいことなど。

③日付

後から振り返る時に必要になるので忘れずに。

④ON／OFF

ONとOFFが3：1になるようあらかじめ決めておく。途中で変更してもOK。

⑤計測時間

基本的には朝イチ、トイレへ行った後に体重・体脂肪を計る。

⑥体重・体脂肪

小数点以下1桁まで記録する。

⑦食べた物&食事時間

口に入れたものは全て記録する。メニューは、自分が思い出せるように「メインの食材+メニュー名」を書いておく。食べ始めと終わりの時間も書いておくと気付きが増える。意外と飲み物から糖分をとりすぎて肥満になっていることも多いので、ジュースや清涼飲料水なども忘れず記録しておく。

⑧排便

一般的に排便は1日1～2回が理想的と言われている。排便がない日は日々の食事や水分量に問題があることも。

⑨起床・就寝時間

睡眠時間を記録しておくと生活習慣全体を見直すことができる。睡眠不足の日はいつもより間食が多くなることも。

⑩水分の摂取量

水や白湯、炭酸水などの飲み水は1日1.5ℓ以上摂るのが理想的。

⑪褒めてあげたいこと

1日の最後に自分を褒めることで、やる気が続く。

⑫やり直せるならやってみること

次に活かすため、具体的なTo Doを書く。

⑬その他

体調の良しあしや、生理期間などを記録しておくと、生活習慣の見直しに役立つ。

「ライフスタイルシート」の書き方

① 第 1 週／全13週

② 今週の目標 体重を0.5キロ落とす！

日付 ③	11／15(月)	11／16(火)	11／17(水)	
ON／OFF ④	ON	ON	ON	
計測時間 ⑤	7:00	7:00	7:00	
体重 ⑥	61.6	61.4	61.2	
体脂肪	28.4	29.6	29.3	
4:00				
5:00				
6:00				
7:00	7:30 コーヒー	7:30 コーヒー	7:30 コーヒー	
8:00				
9:00				
10:00	9:00 目玉焼き	10:30 スムージー 〜11:00	10:30 スムージー 〜11:00	
11:00	9:30			
12:00				
13:00	⑦ 13:00〜13:30 シーフードパスタ	13:00〜13:30 しょうが焼き ごはん みそしる	13:00〜13:30 ナポリタン	
14:00				
15:00		⑧ 15:00 排便	16:00 チーズ	
16:00	16:30 牛乳			
17:00				
18:00	18:00〜18:30 ギョウザ サラダ 納豆ごはん			
19:00		19:00〜19:40 チゲスープ ナムル ごはん		
20:00			20:00〜21:00 タコ飯 手羽先 ほうれんそうおひたし	
21:00				
22:00		22:00 クッキー		
23:00				
0:00			⑬ 朝起きた時体調が良かった	
1:00				
2:00				
3:00				
起床／就寝時間 ⑨	7:00 ／ 23:00	7:00 ／ 23:00	7:00 ／ 23:00	
水の摂取量 ⑩	0.8 L	1.0 L	1.0 L	
今日頑張ったこと褒めてあげたいこと ⑪	早めに夕食をとった	朝をスムージーにした	8時間以内におさめた！	
今日をやり直せるならやってみること ⑫	ごはんを小盛りにする	クッキーを買いおかない	ナポリタンは普通盛りで	

「スマホの無音撮影アプリ」「500ミリペットボトル」「スマホ連動体重計」はレコーディングの3種の神器

「ライフスタイルシートは書ける時にその都度書く」とは言っても、日中は仕事が忙しくて時間がないという方もいるでしょう。食べた時間や食事内容を覚えておくのもストレスになります。そこでおすすめなのが、アイテムの力を借りること。

スマホの無音撮影アプリ

食べた内容と時間を両方記録するには、スマホで撮影しておくのが便利です。**食べる前に撮影**しておけば、時間とメニューを記録できます。ただし、外食の場合はシャッター音が気になることがありますよね。その場合は**シャッター音がしない無音アプリ**（フーディーなど）を入れましょう。これだけで、周囲に気兼ねがなくなり、食事のたびに撮影するハードルがぐっと下がります。

500ミリペットボトル

ライフスタイルシートには、1日に摂取した水分量を書くところがあります。理想的な量は1・5リットル。しかし、使用するコップの容量がわかっていないと計測できません。だから、計測しやすい仕組みを用意しましょう。

おすすめは、**500ミリペットボトルを常備する**こと。そうすれば、1本飲めば500ミリ、2本ちょっとなら1100ミリくらい……と、目安がつきます。容量を確認して、水筒を使うスタイルもよいでしょう。

スマホ連動体重計

最近は、アプリと連動した体重計があります。**体重計に乗るだけで自動的に計測時間・体重・体脂肪がスマホに転送される**ので、その場でメモする必要がありません。アプリに対応した体重計がない場合は、体重計の数字をスマホで写真を撮っておきましょう。その場にメモがなくても、計測時間と体重、体脂肪が1度に記録できます。

面倒でも「手書き」で書くだけでダイエット脳になる

日々の食事や体重を、スマホやアプリを使って記録するのであれば、「ライフスタイルシート」という紙にわざわざ書き写す必要はないんじゃないの？　と、思われる方もいるかもしれません。

また、「老眼で見えにくい」「欄が小さくて書きにくい」という理由から、パソコンでオリジナルのライフスタイルシートに記入する方がいます。テキストでベタ打ちしたり、お手製のエクセルシートを作成したり、とても熱心に取り組んでくださるのですが、私のおすすめは手書きです。

なぜなら、**手書きにすると「RAS＝脳《のう》幹《かん》網様《もうよう》体《たい》賦《ふ》活系《かつけい》」が刺激され、圧倒的に成**

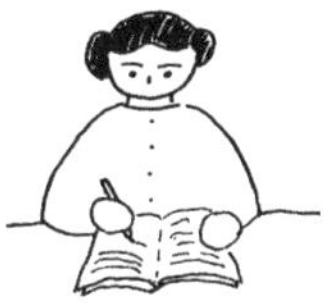

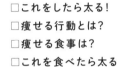

書く

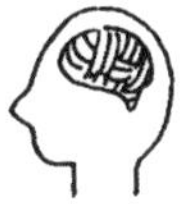

RASが
刺激される

□これをしたら太る！
□痩せる行動とは？
□痩せる食事は？
□これを食べたら太る

ダイエット脳になる

果が出やすくなるからです。

ＲＡＳは「注意の司令塔」と呼ばれており、刺激されると脳全体に「注意せよ！」と信号が送られるようになります。そして、脳はその事柄に対して集中力を高め、積極的に情報を収集してくれるのです。

ＲＡＳを刺激する最も簡単な方法は「書く」ことです。書くことでＲＡＳを刺激すると、注意が日々の食生活や行動に集まり、脳が活性化し、「ダイエット脳」になります。

そうすると、**意志の力を使わなくても自然にダイエット成功のルートを歩んでいく**ようになります。

手書きは手間がかかって、遠回りのように感じるかもしれませんが、試しに1週間書いてみてください。驚くほど変化を実感できるはずです。

3
months
diet

ステップ3：振り返り
ライフスタイルシートを見返して成功・失敗の原因を分析し、次に生かす

「ライフスタイルシート」は書くだけで満足すべきものではありません。

毎日、1週間、1か月ごとに見返して、自分の生活や食習慣のくせ、そして自分の健康のためにすべきことや、体が喜ぶことなどを発見する「振り返り」のために使ってこそ真価を発揮します。だから、食べたものは嘘偽りなくすべて書いてください。

そして、**ライフスタイルシートを振り返り、現状分析、短期の目標を設定、を繰り返し**ていきます。何か問題点に気付いた場合は、それを解決する具体的なＴｏ Ｄｏも作成してください。

こうやって、**ステップ1～3を繰り返すことで、ぐるぐると上昇気流を描きながら**

ゴールへ到達していくのです。

例えば、「ライフスタイルシート」には、「今日頑張ったこと・褒めてあげたいこと」「今日をやり直せるならやってみること」を記入する欄があります。

前者を書く目的は、自分を認めることで自己肯定感を高めることにあります。これまで何度もダイエットに失敗してきた人は、「自分には無理だ」「自分はどうせ痩せられない」と、自分の力を否定しています。しかし、自分を信じられない人は、目標を達成できないと心の底では思っているので、努力ができません。

だから、まずは自分を信じてください。そのために、**自分を肯定する要素を見つけ、毎日書き出しましょう。**

後者を書く目的は、反省を次に生かすためです。「反省点」としていないのは、自分を責め過ぎないため。**「やり直せるならやってみること」というポジティブな言葉に変換し、「To Do」化する**ことで、ストレスなく前に進むことができます。

【褒め方の例】

・いつもはビールを3缶飲んでいたけど1缶に減らせた
・同僚にお菓子をもらったが、自分は食べず家族にあげた
・昼食を持参して、食べに行く時間を節約したから早食いを防げた

【やり直し方の例】

・定食のごはんを「少なめ」で注文する
・コンビニに入ったらお菓子を買ってしまうので、コンビニのない道を通る
・引き出しのお菓子を食べてしまったので、お菓子でなくナッツを入れておく

ライフスタイルシートは、1日ごと、1週ごと、1月ごとに左のような項目をチェックし、成功や失敗のパターンを見つけていきます。

振り返りのチェック項目

	/日	/週	/月
3勤1休のペースは守れているか	✓	✓	✓
ONの日の食べている時間は 8時間以内か	✓	✓	✓
早食いになっていないか	✓	✓	✓
排便の有無	✓	✓	✓
睡眠時間	✓	✓	✓
体重・体脂肪の増減	✓	✓	✓
NG30品を食べた回数		✓	✓
体重が増減したときの食事内容		✓	✓
体調がよかったときの食事内容		✓	✓
体調が悪かったときの食事内容		✓	✓
「やり直したいこと」に頻出する内容		✓	✓
1週間の目標を達成できたか		✓	
小麦製品を食べたときの 体重の変化（p116参照）		✓	✓

できなかったことは、原因を分析し、できるような「仕組み」に変えていく

最初からルールをすべて守れる人はほとんどいません。

そこで、1週間ごとの見直しでは、できなかったところに着目して、どうすればできるようになるか考えます。**「ToDo」に落とし込み、書き出すなどしておくことが、大事**です。例えば次のような感じです。

①そもそも「3勤1休」のペースを守れているか。

もし守れていないなら、何が原因か考えましょう。

例：「会食が多くて、1休のOFF日だけでは追い付かない」→「会食も3勤（ON日）にカウントできるように、NG品目を食べなくてもいいお店を、こちらで予約する」

②ON日は「食べる時間は8時間以内」を守れているか。

守れない日の行動を分析しましょう。

例：「残業すると悩が疲れて、つい甘いものを寝る前に食べてしまう」→「仕事で疲れた日はお風呂に入ってすぐ寝るようにする」

例：「子どものお弁当を作っている時につまみぐいしてしまう」→「味見が必要なおかずは、前日に作り置きする」

③ON日に「NG30品」を食べていないか。

どういう状態の時に、NG30品を食べたくなるのか、分析してみましょう。

例：「金曜日の夜、解放感にあふれた時、食べたくなる」→「食べること以外で、自分へのご褒美を探す。エステやサウナに行く」

例：「作るのが面倒なので買い置きのカップラーメンを食べてしまう」→「カップラーメンの代わりにわかめスープを買い置きする」

④ライフスタイルシートへの記入ができているか。

どんな時に忘れがちか考えましょう。

例：「隙間時間に書こうと思った時に、シートがない」→「折りたたんでいつも携帯できるようにする」

例：「書くのがとにかく面倒くさい」→「お気に入りのペンを購入して書くのを楽しみにする」

いくつかの例と解決策を提案してきましたが、ご覧いただければわかるように、「できるように努力する」とか「食べたくなったら我慢する」とか**意志の力に頼るのではなく、どうしたらできるか「行動」や「生活習慣」に落とし込んで解決策を見つけることがいちばん重要です。**

ダイエットを始めて早い時期に、あなたの生活になじむ、あなただけの仕組みを構築することが、ダイエットを成功させる大きなカギとなります。

ただし、焦る必要はありません。はじめから完璧にやろうとするとストレスになり、継続できなくなってしまいます。どのようなペースでルールをクリアしていくか、現状を分析し、自分のライフスタイルと照らし合わせながらトライ&エラーを繰り返す中で具体策を練っていきましょう。

章末にある「公開アドバイス」も参考にして

ダイエットプログラムで私がクライアントにコーチングしながら進める場合には、「ライフスタイルシート」を毎日見せてもらって、アドバイスをし、次に生かしてもらいます。この章の終わりに、ライフスタイルの違う4人の方への「公開アドバイス」を載せています。**最初からルール通りにできている人は少ない**と気付くでしょう。

ぜひ、ご自身のライフスタイルに近い人へのアドバイスなどを見て、参考にしてください。

頑張っているのに痩せない場合は「小麦」を疑う

ルールを守れているのに、なかなか痩せない場合、「小麦」が原因のことがあります。小麦製品自体は、すべてがNG30品に入るわけではないのですが、実は、**一定の割合で、小麦に含まれているグルテンが体質に合わない方がいます。**

そういう方は、毎日のように小麦製品（パスタ、パン、うどんなど）を食べていると、ルールを守っていても、痩せにくいのです。私の**肌感覚では、7人に1人程度、男性よりも女性が多い印象**です。振り返りチェック項目には小麦製品を食べた時の体重の変化を見る項目がありますので、是非確認してください。

グルテンは、小麦製品の粘りや弾力を作る成分で、腸の内側にへばりついて腸内環境を荒らすことがあります。なかなか痩せない、便秘が続くなどの場合は小麦が合わない可能性を疑い、小麦製品の頻度を減らしてみてください。

痩せない原因は小麦かも!?

なかなか痩せない場合は、小麦に含まれるグルテンが体に合っていない可能性があります。チェック項目に1つでも当てはまる人は、その可能性が大。

チェック

□ダイエットを始めて2週間たっても効果が出ない

□慢性的な便秘

□慢性的な下痢

1つでも当てはまったら…

Step1：2週間小麦製品をやめてみる

Step2：効果が出たら小麦製品を「NG30品」に加えて、食べる頻度を減らす（効果が出ない場合は、早歩きなど運動する回数を増やす）

コレに注意！

グルテンを多く含んでいる小麦製品

□パン　　　□餃子
□パスタ　　□ピザ
□ラーメン　□ケーキ
□うどん　　□ドーナツ
□中華まん　□パンケーキ …etc.

3か月のダイエットの進み方をあらかじめイメージしておく

3勤1休ダイエットは、3か月間ずっと同じようなペースで体重が減っていくわけではありません。また、人によって、体重から減る人、体脂肪から減る人、見た目から変わっていく人など、変化が起こる順番もさまざまです。

ただ、これまで大勢のダイエット指導をしてきた中で、**多くの人に共通するパターンがありますので、それをあらかじめ知っておく**ことには意味があります。

【1か月目】

ルール通りやれば、わりとすぐに体重が落ちます。太っている方の食事は糖質が中心のことが多いですが、糖質1グラムにつき水分3グラムをかかえているので、ダイエットを始めて、糖質の摂取量が減ってくると、水分も含めて体重が落ち、1～2キロは簡単に減るのです。すぐ結果が現れることによって、**モチベーションが上がり、痩せられないと思い込んでいた人はマインドブロックがはずれます。**

ただし中には、ホメオスタシスが働いて（p121参照）最初の2〜3週間変化のない人もいますが、体がダイエットに慣れた頃から変化が出始めます。

【2か月目】

多くの人が、**始めて1か月〜1か月半くらいで停滞期**に入ります。次のページで詳しく説明しますが、停滞期はダイエットが成功している証拠です。それを理解していない人がストレスを感じてドカ食いしたり、諦めたりしてしまいます。停滞期も3勤1休のペースで娯楽食を食べ、有酸素運動を取り入れることで停滞期は短くなります。

【3か月目】

停滞期から抜けると、停滞期もダイエットの一部と考えられるようになり、気持ちが楽になります。脳は快楽を求め、苦痛を避けます。今まで**食事制限や有酸素運動を苦痛に感じていたとしてもやれば成果が出るので「快楽」に切り替わり**継続が楽しくなります。またゴールも見えて、モチベーションが上がります。

停滞期に厳しい食事制限をしてはいけない

ダイエットを続けていると、それまで順調に減っていた体重が、減ったり増えたりを繰り返して現状維持してしまうことがあります。チェック項目で振り返っても原因が見当たらない場合、それは、「停滞期」に入ったということです。

停滞期は体にとって自然な現象のひとつです。というのは、ダイエット開始から1か月の間に体重が5％程度減ると、ホメオスタシスという機能が働くから。

ホメオスタシスというのは、体を一定の状態に維持しようとする仕組みのこと。急激に体重が減ると、体を飢餓状態から守るため省エネモードに切り替わり、体重が減らなくなってしまうのです。**体が体重の減った状態に慣れてくればホメオスタシスの機能はオフになる**ので、それまで通り、ペースを守って取り組みましょう。

停滞期は、ダイエットが順調に進んでいる証なので、自信を持ってくださいね。

停滞期の正しい乗り越え方

停滞期とは

それまで順調に落ちていた体重や体脂肪率が全く落ちなくなる。あるいは、ちょっとした増減を繰り返して現状維持をしてしまう現象のこと。

起こる理由

1か月に体重が5%以上減る

↓

ホメオスタシスが働く

↓

痩せない!=停滞期

ホメオスタシス

体を急激な変化から守るために働く機能

・栄養の吸収がアップ
・脂肪を蓄積
・エネルギー消費を抑制

脱する方法

3勤1休のペースを守る!

そうすれば2～4週間で(減少した体重に体が慣れた頃)自然と脱する!

これは逆効果!

× 高タンパク・低脂質のものを増やす(鶏むね肉・豆腐など)

× 娯楽食をまったく食べない

公開
アドバイス

Aさん（女性・36歳）

身長158センチ、体重62・5キロ、体脂肪率28・4％

3歳のお子さんがいる専業主婦。子ども中心の生活のため、食事の時間をコントロールしにくい。産後に増えた8キロを減らし、子どもと遊んでも疲れない体を手に入れるのが目標。

7/9 金	7/10 土	7/11 日
ON	ON	OFF
5:30	5:30	5:30
61.9 kg	61.5 kg	61.7 kg
28.9%	28.6%	28.8%
11:00 スムージー 12:00〜13:00 明太パスタ、オニオンスープ 15:00 みかんゼリー ② 19:30 ギョウザ、ぬかづけ、玄米、みそ汁 23:00 レモンサワー、生ハム	7:00〜7:30 食パン、目玉焼き、牛乳 8:30 便 13:00〜13:30 ハンバーガー、ポテト、ナゲット 16:00 コーヒー 20:00〜21:00 マーボー、もやし炒め、みそ汁、白米 22:30 トマト ③	7:00〜7:30 白米、納豆、トマト 10:30 コーヒー 12:00〜13:00 とんこつラーメン、麦茶 15:00 プリン 16:00 コーヒー 19:30〜20:30 親子丼、4色ナムル 22:00 白ワイン
5:30/24:00	5:30/24:00	5:30/23:30
1.0 L	1.5 L	1.0 L
米を玄米にした	水をたくさん飲んだ	おつまみを食べなかった
23:00のおつまみ食べない	ポテトを食べない	とんこつラーメンを塩ラーメンに

③ 週末をOFF日にする

お子さんが小さい場合、週末は家族で過ごす時間が多いので、外食が増えると思います。ですので、週末は好きなものを食べるOFF日に設定し、平日でやりくりをすると決めてしまいましょう。そのほうが長続きしますよ。

第 1 週／全13週

今週の目標 毎日忘れずに記入する

日付	7／5 月	7／6 火	7／7 水	7／8 木	
ON／OFF	ON	ON	ON	OFF	
計測時間	5:30	5:30	5:30	5:30	
体重	62.5kg	62.3kg	62.4kg	61.7kg	
体脂肪	28.4%	28.6%	29.1%	28.8%	
4:00					
5:00					
6:00					
7:00	7:00～7:20 菓子パン、ツナサラダ	7:00～7:05 バナナ		7:30～7:50 コーンフレーク	
8:00				8:00 便	
9:00					
10:00		10:30 コーヒー			
11:00	11:00 紅茶		11:20 スムージー		
12:00	12:00～13:00 オムライス、野菜スープ	12:00～13:00 しゃけおにぎり、みそ汁	12:00～13:00 冷やし中華	12:00～13:00 パンケーキ、牛乳	
13:00					
14:00		14:00 カフェラテ			
15:00			15:00 ヨーグルト		
16:00	16:00 クッキー			16:00 ポテトチップス	
17:00		17:00 便			
18:00	18:00～19:00 ハンバーグ、ポテトサラダ、白米	18:30～19:30 シーフードグラタン、コーンサラダ			
19:00			19:00～20:00 サラダうどん、麦茶	19:00～20:00 焼肉、白米、たくあん	
20:00					
21:00	21:00 プリン			21:00 バナナ	
22:00	①				
23:00					
0:00					
1:00					
2:00					
3:00					
起床／就寝時間	5:30／24:00	5:30／23:30	5:30／24:00	5:30／23:30	
水の摂取量	0.8 L	0.8 L	1.2 L	1.0 L	
今日頑張ったこと 褒めてあげたいこと	夜食をがまんした	朝食を軽くした	8h以内におさめた	運動をした	
今日をやり直せるなら やってみること	菓子パンを食パンにする	カフェラテのかわりに水を飲む	もっと体を動かす	バナナを食べてない	

① 太らないおやつを食べる

専業主婦の方は家にいる時間が長いので、糖質中毒に陥っていることが多いです。旦那さんがスイーツを買ってきてくれることも多いそうなので協力を改めてお願いしましょう。口寂しい時は食べていいおやつ（p140）を食べて。

② 副菜だけ食べる

家族の中で自分1人だけダイエットをしていると、食事の好みが合わず、献立に悩むことがあると思います。そういう時は、わざわざ別メニューを作らず、ご主人は主菜をメインに、ご自身は副菜を中心に食べて調整してください。

公開アドバイス

Bさん（女性・49歳）

身長163センチ、体重58・7キロ、体脂肪率30・4％

高校生のお子さんがいるワーキングマザー。お子さんは部活や塾で忙しく、なかなか家族の予定が合わないため食事時間もバラバラ。代謝が落ちて太りやすくなったのが悩み。

	10/1	10/2	10/3
	ON	OFF	ON
	5:00	6:00	6:00
	57.8	57.6	58.1
	31.2	30.7	30.1
	6:00 枝豆、ポテト 7:30 ㊌ 12:30〜13:00 エビチャーハン、野菜スープ、ウーロン茶 21:00〜22:00 刺身、みそ汁、白菜のつけもの	8:00 コーヒー 9:00〜9:20 クロワッサン、オニオンスープ 10:00 ㊌ 12:30〜13:00 ミートパスタ 20:00〜20:40 ホイコーロー、トマト、玄米 22:00〜23:00 シャンパン、生ハム	10:00〜10:30 卵かけごはん、みそ汁 11:00 白桃ゼリー 13:00〜14:00 豚しゃぶ定食 16:00 コーヒー 19:00〜20:00 からあげ、枝豆、みそ汁、玄米
	5:00/24:00	6:00/24:00	6:00/23:00
	1.2 L	1.0 L	1.5 L
	夜、米を抜いた！	白米を玄米に	水を1.5ℓ飲んだ
	朝食を抜く	晩酌を早める	からあげの数を減らす

③ 通勤時に早歩き

年齢とともに代謝が落ちるのは仕方がないので、日常生活にできるだけ運動を取り入れて、脂肪を燃焼させましょう。ジムに通うのは大変なので、通勤時に少し遠回りをして脂肪燃焼ウォーキング（p186）がおすすめです。

第 2 週／全13週

今週の目標 バランスのよい食事をとる

日付	9／27	9／28	9／29	9／30
ON／OFF	ON	ON	ON	OFF
計測時間	5:00	5:00	5:00	5:00
体重	58.7	58.9	58.1	57.5
体脂肪	30.4	31.2	30.8	30.5
4:00				
5:00				
6:00	6:00 枝豆 唐揚げ 玉子焼き	6:00 ナゲット プチトマト		
③ 7:00				
8:00				
9:00				
10:00				
11:00				11:00 クッキー
12:00	12:30〜13:30 海鮮丼 緑茶 みそ汁			
13:00		13:00〜14:00 フォカッチャ エビスープ ウーロン茶	13:00〜14:00 ザルソバ コーヒー	13:00〜14:00 春雨スープ ツナサンド
14:00				
15:00				
16:00				16:00 (水)
17:00				
18:00	18:00 (水)			
19:00			19:00〜20:00 皿うどん トマト 牛乳	
20:00				
21:00	21:00〜22:00 ギョウザ 白米 キムチ みそ汁	21:00〜22:00 サラダうどん 柿		21:00〜22:00 肉野菜炒め みそ汁 白菜のつけもの
22:00			②	
23:00				
0:00				
1:00	①			
2:00				
3:00				
起床／就寝時間	5:00／24:00	5:00／24:00	5:00／24:00	5:00／24:00
水の摂取量	0.6 L	0.8 L	1.2 L	1.0 L
今日頑張ったこと 褒めてあげたいこと	おやつを食べなかった	よくかんで食べた	8時間に収めた	たくさん歩いた
今日をやり直せるなら やってみること	夜の白米を抜く	水をもっと飲む	一汁三菜に！	クッキーを食べない

① 家族と食べる日を決める

朝はお子さんのお弁当作りから始まり、夜は塾から帰ってきたお子さんと食事をとるため、1日の食べる時間が非常に長くなっています。毎日家族一緒に食べるのではなく、週に何回食べると決めて、8時間の日を作りましょう。

② スモールステップで

8時間以内に収めて、頑張っていますね。ただ、これまでの生活スタイルを見る限り、いきなり8時間を目指すのはハードルが高いので、まずは12時間に調整しましょう。それができたら10時間、そして8時間を目指してください。

公開
アドバイス

Cさん（男性・31歳）

身長175センチ、体重83・6キロ、体脂肪率29・1％

ひとり暮らしで自炊はほぼしない。仕事も忙しいためコンビニやファストフードで食事を摂ることが多い。ぽっちゃり体型のせいか、いじられキャラなので、痩せてキャラ変したい。

10/8(金)	10/9(土)	10/10(日)
ON	OFF	ON
6:30	9:00	9:00
81.6	82.1	82.8
29.0	29.3	29.0
9:00 とん汁 14:00〜14:30 ビフテキ丼 みそ汁 17:00 排便 21:00〜21:20 フライドチキン コーラ ③	10:00 ポテトチップス 11:00〜11:20 カップ焼きそば 15:00〜15:20 メロンパン あんパン 16:00 カフェラテ 20:00〜20:30 シーフードピザ コーラ アイス	11:00 コーヒー 12:00〜12:20 エビチャーハン オニオンスープ 13:00 排便 16:00 せんべい 19:00〜19:30 チキンラーメン パリパリサラダ
6:30/23:30	8:30/26:00	9:00/23:00
0.8 L	0.5 L	1.0 L
間食しなかった	11時間で収まった	8時間達成！
チキンの量を減らす	ポテチはがまん	せんべいを食べない

③ プロテインに置き換え

男性のひとり暮らしだと自炊は面倒くさいので、手軽に摂れるものに頼りがちですよね。しかし、その分、好きな時間に食べることにつながります。朝か夜はプロテインに置き換えてみてください。そうすれば8時間を達成しやすいです。

第 1 週／全13週

今週の目標　「8時間以内」を一度はやる

日付	10／4(月)	10／5(火)	10／6(水)	10／7(木)	
ON／OFF	ON	OFF	ON	ON	
計測時間	6:30	6:30	6:30	6:30	
体重	83.6	83.8	83.1	82.7	
体脂肪	29.1	29.6	29.5	29.1	
4:00					
5:00					
6:00				7:00 バナナ	
7:00	7:00 バナナ 7:30 排便	7:20 排便	9:00〜9:20 ツナサンド みそ汁	9:00〜9:10 ツナマヨおにぎり 野菜ジュース	
8:00	9:00〜9:20 ハムサンド 缶コーヒー	9:00〜9:20 明太おにぎり 缶コーヒー			
9:00					
10:00					
11:00	①				
12:00					
13:00					
14:00		14:00〜14:20 Wチーズバーガー バニラシェイク ポテト	14:00〜14:20 野菜カレー	14:00〜14:20 ぶっかけうどん	
15:00	15:00〜15:20 牛丼 みそ汁				
16:00		16:00 缶コーヒー		16:00 缶コーヒー	
17:00					
18:00	②		18:00 チョコレート せんべい		
19:00					
20:00		21:30〜21:50 しょうゆラーメン ギョウザ	21:00〜21:20 チキン南蛮定食	21:30〜21:50 しょうが焼定食	
21:00	21:00〜21:30 鶏と野菜のあんかけ定食				
22:00			22:00 排便		
23:00	22:00 プリン				
0:00					
1:00					
2:00					
3:00					
起床／就寝時間	6:30／23:30	6:30／24:00	6:30／23:00	6:30／24:00	
水の摂取量	0.5 L	0.8 L	1.0 L	1.5 L	L
今日頑張ったこと 褒めてあげたいこと	つゆだくをやめた	出勤前の朝食を抜いた	野菜をけっこうとった	水を1.5L飲んだ	
今日をやり直せるなら やってみること	プリンを食べない	ギョウザをやめる	大盛りにしない	朝のバナナは不要？	

① コンビニを活用

コンビニは今、ヘルシー志向が進んでいるので、ダイエットに効果的なメニューが豊富です。例えば、おにぎりは白米ではなく、もち麦のものを選ぶ。パンは全粒粉を選ぶなどしてコンビニを活用しましょう。

② ゆっくり食べる

食事時間がとても短いですね。早食いは太るので、ゆっくり食べることが大切です。ただし、意識するだけではダメ。かむ回数を決めたり、秒数を頭の中でカウントしたりして、具体的なTo Doに落とし込みましょう。

公開
アドバイス

Dさん（男性・55歳）

身長165センチ、体重63・5キロ、体脂肪率28・4％

奥さんと子ども2人の4人暮らし。一見スリムだが、健康診断でコレステロール値を指摘され、メタボが気になるように。仕事の後の晩酌が毎日の楽しみ。

10/22 金	10/23 土	10/24 日
OFF	ON	ON
6:00	6:00	6:00
63.8	63.4	62.8
29.2	28.5	28.0
8:00 コーヒー 9:00 排便 13:00-13:30 ナポリタン、パン、サラダ 15:00 カフェオレ 20:30-21:00 ドライカレー、トマト、牛乳 ③ 23:30 日本酒	8:00 コーヒー 10:00 排便 12:00-12:30 キムチ、ごはん みそ汁 16:00 ガム 19:00-19:30 豆腐チーズハンバーグ、ごはん、みそ汁 22:00 ビール	13:00-13:30 ゆで卵のチーズ焼き、クロワッサン 14:00 ヨーグルト 17:00 排便 19:00-19:30 刺身、肉団子、ごはん 21:00 ビール
6:00/25:00	7:00/24:00	7:00/23:00
1.0 L	1.5 L	1.5 L
朝食を抜いた	10時間に収めた	8時間に収めた
昼食のパンはやめる	運動をする	ヨーグルトをやめる

③ 奥さんの協力が必須

料理は奥さんに任せっきりとのことなので、奥さんの協力が欠かせません。何も言わないと今まで通りのメニューが出てきます。それなのに「なんで太る料理ばかりなんだ」と言わないように。ダイエット宣言をして環境を整えて。

第 1 週／全13週

今週の目標 NG30食を食べない

日付	10／18 月	10／19 火	10／20 水	10／21 木
ON／OFF	ON	ON	ON	ON
計測時間	6:00	6:00	6:00	6:00
体重	63.5	63.7	64.0	63.5
体脂肪	28.4	28.7	28.6	28.1
4:00				
5:00				
6:00	6:00-6:20 トースト、牛乳	6:00-6:20 目玉焼き のりサラダ		
7:00			8:00 ヨーグルト	8:00 コーヒー
8:00				
9:00	9:00 コーヒー			
10:00				
11:00				
12:00				12:30-13:00 ブロッコリーと卵のサラダ、中華そば
13:00	13:00-13:10 もりそば		13:30-14:00 焼肉定食	
14:00		14:00-14:30 豚肉と揚げ玉のうどん		
15:00				
16:00				
17:00	②	17:00 排便		
18:00				18:00 排便
19:00				
20:00			20:00-20:30 ギョウザ、みそ汁 つけもの、ごはん	
21:00	21:00-21:30 鶏肉と大根のスープ、シャケ、五目ごはん			21:00-21:30 豆腐のニラじゃこ、親子丼
22:00		22:00-22:30 からあげ、ナムル、ごはん、納豆		
23:00				
0:00	22:00 ビール2杯	23:00 ビール	23:00 ビール	23:00 ビール
1:00				
2:00				
3:00	①			
起床／就寝時間	6:00／23:00	6:00／24:00	6:00／24:00	6:00／24:00
水の摂取量	1.2 L	1.0 L	1.2 L	1.5 L
今日頑張ったこと 褒めてあげたいこと	昼を軽くした	ビールを1杯に	朝を軽くした	水をよく飲んだ
今日をやり直せるなら やってみること	ビールを1杯に	夕飯を早くする	ごはんを小盛りに	丼でなく普通のごはん

① お酒は飲んでいい

晩酌は続けてかまいません。そのかわりお酒の種類を換えましょう（p148）。ビールがお好きなようですが糖質が多くて太りやすいので、例えば1杯目はビール、その後は蒸留酒にしてみては。休肝日を設けられればベターです。

② ついで・ながら運動を！

仕事がお忙しそうで食事の時間もマチマチですね。時間の使い方が個人に委ねられている場合は、意外とスキマ時間も生まれやすいと思います。エレベーターや信号を待っている時などにトレーニング（p192〜）をしましょう。

ダイエットの意識が180度変わる格言

「食べ過ぎた！」と後悔しても痩せはしない。するべきことは、今日からの調整だ

負の感情を抱えるほど、ダイエットの足取りは重くなる。だから、余計なものは持たずに立ち上がり、今できることをしよう。

第 3 章

罪悪感ゼロで
モチベーションをキープ
挫折しないための
「抜け道」

3
months diet

誘惑とは正面から闘わず「抜け道」を通ろう

3勤1休ダイエットは、ダイエットモードONの日でも「1日のうち8時間以内に食事時間を収めること」と、「NG30品を避けること」くらいで、厳しい食事制限はないのが特徴です。

それでも、時には、猛烈に甘いものが食べたくなったり、スナック菓子が食べたくなったり、ラーメンの香りに誘われたり……、**高糖質・高脂質の娯楽食による誘惑はあちこちに待ち構えています。**

そんな時、無理にそれを押し殺し、「何も食べないぞ!」と我慢しなくても大丈夫です。

実は**「●●が食べたい！」と猛烈に思う時、本来の体はそれを望んでいない**ことがあります。

高糖質・高脂質の娯楽食ではない、本来体が欲している別のものを食べることで、強い欲求がすっと引いていくことは多いのです。

この章では、**脳科学や栄養学的な観点から、そんな、誘惑と正面から闘わずに、すっとかわすような抜け道を、12個紹介**しています。

また、コンビニやファストフード店という誘惑だらけの場所でも、「抜け道」となる商品はありますので、本章の最後には、そういった食品のリストもつけました。

食欲に襲われた時、モチベーションが下がった時など、ダイエットを阻む「挫折ポイント」はだいたい皆さん、同じです。そんな時にはこの「抜け道」を通ることで、ダイエットの成功確率は、ずっと高くなります。ぜひ、参考にしてください。

抜け道

01

チョコレートが猛烈に食べたくなったら、カカオ高濃度のものを食べる

仕事に集中して頭が疲れると、チョコレートを食べたくなりませんか？　その理由は、脳が快楽を感じたいから。**脳はストレスを察知すると、「エンドルフィン」という快楽物質を分泌することで乗り切ろうとします。**そして、チョコレートに含まれているカカオには、エンドルフィンの分泌を促す作用があります。そのため、脳が「エンドルフィンを出したい↓チョコレートを食べよう」と指令を出すのです。

しかし、いわゆる普通のチョコレートは砂糖が多すぎます。本来はカカオの成分が欲しいだけなので、脳科学的にはハイカカオのチョコレートを食べることが正解。

ただし、カカオ90％以上のものはかなり苦いので、**70％程度のものが甘みも感じられておすすめ**です。

チョコレートの成分比較

一般的な甘いチョコ

原材料名のトップは砂糖。50gあたりの糖質は24.5g、カカオポリフェノールは343mg。

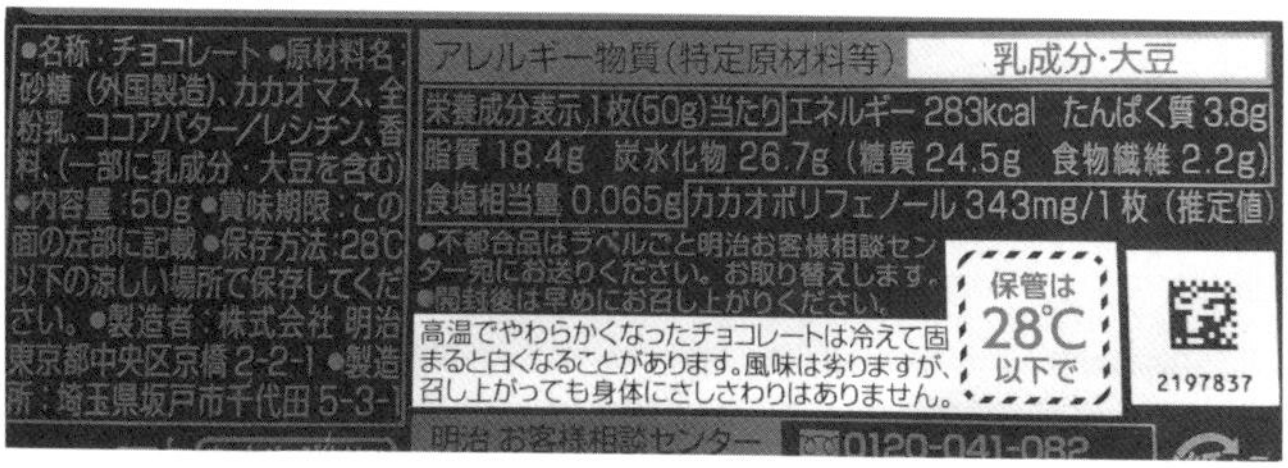

カカオ70％

砂糖に代わってカカオマスが含有量トップに。約50gあたりのカカオポリフェノールは約1100mg。

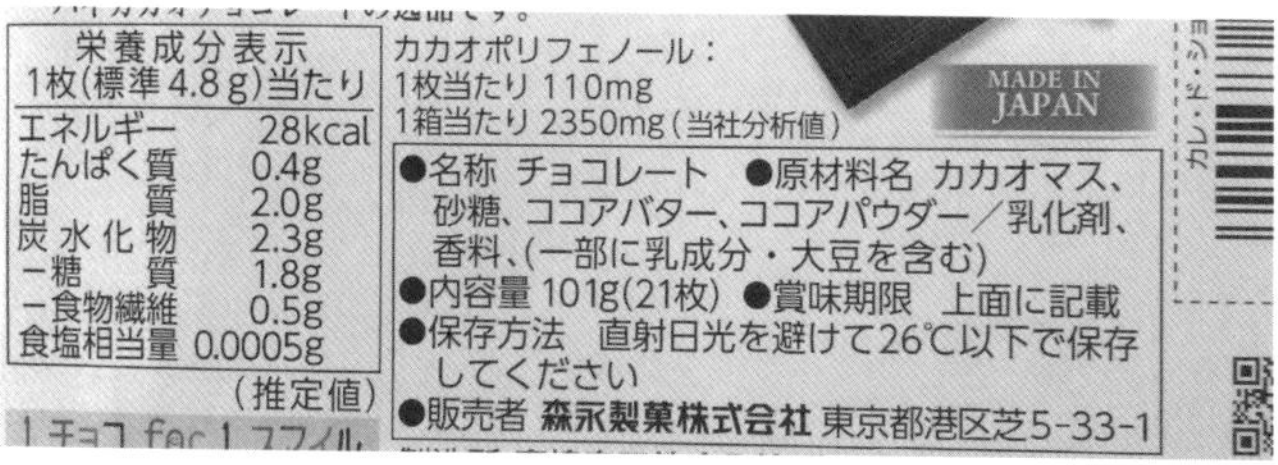

カカオ95％

50gあたりの糖質は6g、カカオポリフェノールは1740mg。甘いチョコとは大違い。

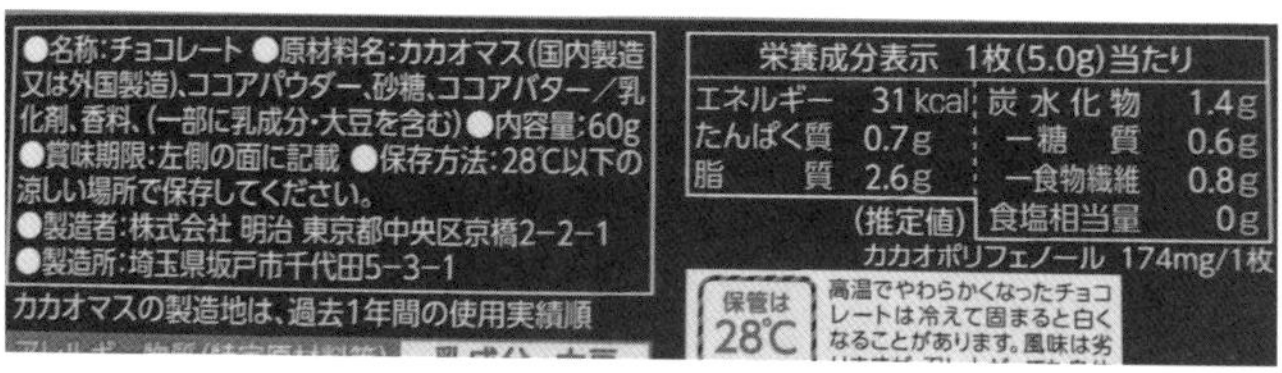

抜け道

02

揚げ物が食べたい時には　プロテインに「MCTオイル」を混ぜて飲む

これも、快楽物質「エンドルフィン」が関係しています。

実は、揚げ物＝脂質にも、エンドルフィンを促す成分が含まれています。つまり、**揚げ物を無性に食べたくなる時、脳はエンドルフィンを欲している**ということです。

しかし、脳の要求通りに揚げ物を食べていたら太ってしまいますよね。そこで活躍するのが「MCTオイル」です。MCTオイルというのは、体内に脂肪として蓄積されにくいため、ダイエットに効果的だと注目を集めているオイルのこと。揚げ物の代わりに**MCTオイルを摂取すれば、エンドルフィンの分泌が促される**ため、脳も満足します。プロテインに混ぜる理由は、食事だけでは不足しがちなタンパク質を補えるからです。肌や髪の毛の栄養になるので、若々しい見た目作りにも役立ちます。

揚げ物の代わりにMCTオイル

MCTオイルとは

MCTは、Medium Chain Triglycerideの頭文字をとったもので、日本語では「中鎖脂肪酸」と訳されます。中鎖脂肪酸を多く含むオイルには「ココナッツオイル」や「パームオイル」などもありますが、「MCTオイル」は、これらのオイルから中鎖脂肪酸だけを精製したオイル。日清オイリオなど大手からも発売されています。

Point!

脂肪になりにくい

分子量が小さいため、消化が早く、素早くエネルギー源として使われる。その結果、体内に脂肪として蓄積されにくい。

安全性が高い

もともと、母乳やココナッツオイルなど、なじみのあるものに含まれているため、安全性が高い。

無味無臭

味や臭いがないため、汁物や飲み物などに混ぜることで、手軽に摂取できる。

おすすめの摂り入れ方

プロテインに混ぜる

ダイエット中に不足しがちなタンパク質を補えるので、健康的にダイエットができる。

汁物に混ぜる

味噌汁やスープなど、生活に溶け込んでいるものに混ぜるだけなら、習慣化しやすい。

コーヒーに混ぜる

コーヒーには脂肪燃焼効果があるカフェインが含まれているため、より高いダイエット効果が。

量はスプーン1杯！

カロリーは普通の油と同等なので、摂りすぎには注意。

抜け道

03

辛いものが欲しくなったら、キムチを食べて脳を鎮める

「甘いものは大丈夫だけど、辛いものは無性に食べたくなる」という人がいます。手軽だからと辛いスナック菓子を食べていると、中毒に陥ってしまうかもしれません。

というのは、**辛いものを食べたい時、体が本当に欲しているのはカプサイシン**だからです。カプサイシンは、主に唐辛子に入っている成分で、エンドルフィンを分泌させる働きがあります。

ところが、スナック菓子は辛み成分を添加しているだけで、カプサイシンは入っていないケースが数多くあります。

このように、体が本当に欲しているものではなく、少しずれたものを与え続けてい

ると、いつまでも欲求がおさまらず中毒に陥る可能性が高くなります。

したがって、辛いものを食べたくなったら、カプサイシンが含まれている食品を食べてください。そうすれば体が落ち着きます。

カプサイシンには脂肪を燃やす効果がある

しかも、カプサイシンには、脂肪を燃やして熱産生を促す効果があることが、最近の研究で明らかになっています。

カプサイシンのような辛み成分を食べると、体が熱くなりますよね。それは、食事誘発性熱産生（＝DIT）量が増加するから。ちょっと難しい話ですが、簡単に言うと、**運動をしなくても、食べるだけで代謝を高めて、エネルギー消費が増える**ということです。

だから、辛いものを食べたくなったら、カプサイシン入りのものを食べましょう。

私のおすすめはキムチです。キムチの材料である白菜は低カロリーで食物繊維が豊富なうえ、キムチにすることで乳酸菌も摂れるため、腸内環境も整います。

抜け道

04

間食したくなったら「干し芋」「茎わかめ」「ミックスナッツ」で解決

食べたい時に食べるのを我慢するというのは大きなストレスです。我慢に我慢を重ねた結果、ストレスが爆発してドカ食いしてしまっては本末転倒。だから、間食したくなったら、食べるのを我慢するのではなく、食べていいものを食べましょう。

おすすめは、「干し芋」「茎わかめ」「ミックスナッツ」。どれもヘルシーで、なおかつ食べごたえがあるので、ゆっくり噛んで食べるようにしていると、食欲が落ち着きます。特におすすめは、ミックスナッツ。ナッツを1日67グラム食べると、総コレステロール値が5・1%、悪玉コレステロール値も7・4%低下し、さらに**太る原因の中性脂肪も低下した**という論文が2010年に発表されています。

ミックスナッツは最強のおやつ

ミックスナッツとは

様々な種類のナッツが含まれているミックスナッツは、栄養素の宝庫。美容や健康、ダイエット目的のおやつに最適。ただし、脂質は多いので食べ過ぎに注意。1日に手の平1杯分が目安。

・クルミ
・アーモンド
・カシューナッツ
・ヘーゼルナッツ
・マカダミアナッツ
・ピスタチオ
…etc.

主な成分

糖尿病や心疾患などを防ぐ効果も！

ビタミン

糖質の代謝サポートや、筋肉を作りやすくする効果など、メリハリボディに欠かせない働きがある。

ミネラル

ビタミンの働きをサポートするほか、糖質や脂質の代謝促進効果も。体内では合成できない。

食物繊維

腸内で善玉菌を増やして腸内環境を整える。脂質の排泄も助けるので、健康増進にも役立つ。

選び方のポイント

無塩がベスト

市販のミックスナッツの多くは塩がついている。食べ過ぎると塩分の過剰摂取でむくみの原因になるので、なるべく無塩タイプを選んで。

原産国をチェック

原産国の多くは、アメリカ、インド、中国など。管理が不十分だと品質が悪くなるので、安全性や品質にこだわりたい人は国産などを選んで。

抜け道

05

口寂しくて、甘いものが食べたい時は ラカントの飴

甘いものをしょっちゅう食べたくなる理由は、血糖値にあります。血糖値とは、血液中にあるブドウ糖の濃度のことで、**空腹感がある状態＝血糖値が下がっている状態**です。特に、糖質中毒の人は継続して甘いものを摂り続けているため、血糖値の上下が激しくなります。つまり、空腹を感じる時間帯が多いのです。

この空腹感は、「このままでは栄養が不足して危険」という人間の生存本能なので、逆らうことは困難です。とはいえ、クッキーやケーキを頻繁に食べていたら太るのは当然ですよね。だから、甘いものを食べたくなったらゆっくり飴をなめましょう。**ゆるやかに血糖値を上昇させることができる**ので、強い空腹感が緩和されます。ゼロカロリーのラカントの飴がおすすめです。食後に甘いものが食べたい時にも有効です。

飴で血糖値の乱高下を防ぐ

太る食べ方

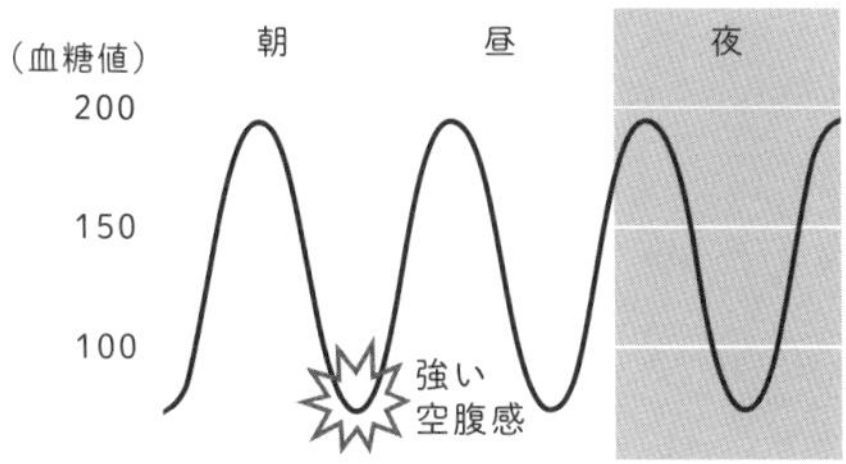

血糖値とは

血液中にあるブドウ糖の濃度のことで、炭水化物やスイーツなど、糖をたくさん含むものをいきなり食べると急上昇します。すると、細胞に糖を取り込むインスリンが大量に分泌されて、脂肪を蓄積しやすくなります。

糖質が多い食事を継続的にしていると血糖値の乱高下が起き、低血糖となって強い空腹を感じる。その時にドカ食いをすると血糖値が再び乱高下し、またすぐに空腹を感じて食べ過ぎてしまう。

ゆるやかに血糖値が上がる理想の食べ方

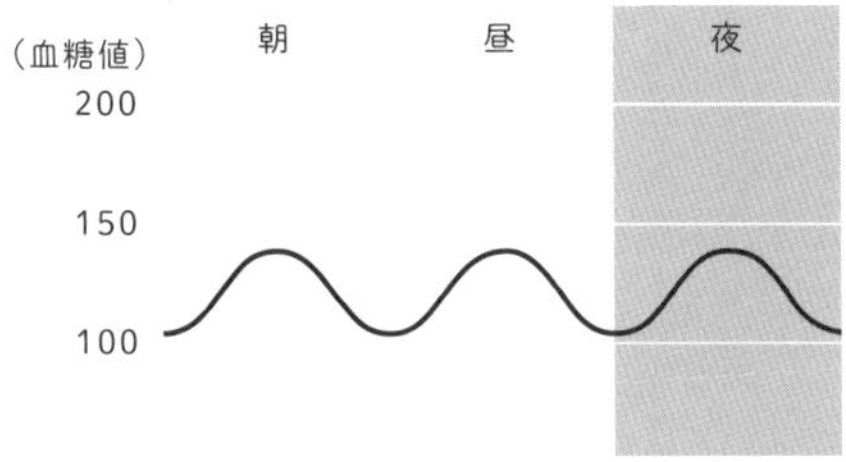

空腹を感じた時に、飴をなめると血糖値がゆるやかに上昇し、血糖値の乱高下を防げる。その結果、我慢できずに食べ過ぎてしまうリスクが減る。

血糖値が安定すると……

□暴飲暴食が減る！　□食後の眠気を防げる
□集中力がアップ　□イライラが減少

抜け道

06

ラーメンやポテトチップスが食べたくなったら海藻類を!

ラーメンやポテトチップスなど、しょっぱいものが猛烈に食べたくなることがありますよね。

漢方的には、成長・生殖などに関わる泌尿器・生殖器・腎臓などの機能を「腎《じん》」と呼び、**腎が弱っている時、しょっぱいものを食べたくなる**と考えられています。**自然にある食材で、しょっぱいものというのは海藻類**を指します。ワカメや昆布、ひじきなどですね。

だから、漢方的な考え方では、本当はそういうものを食べれば体は満足するのですが、現代は、それらを選びづらい状況にあります。わざわざひじきを煮たり、ワカメをふやかしたりするのは、簡便さに慣れた現代人にとっては面倒だからです。私も、腎が弱りやすいタイプのため、しょっぱいものを猛烈に食べたくなることがあり、ついつい ポテトチップスに手が伸びそうになります。

おやつに昆布やワカメを常備しておく

でも、それでは何も解決しません。

たしかに、しょっぱいものではありますが、本来、補充したいものが入ってこないので、結局またすぐにしょっぱいものを食べたくなります。そして、その度に無駄にカロリーを摂取する無限ループに陥ってしまうのです。

だから、最近私は、**週末にひじきの煮物を大量に作ってタッパーに作り置き**をしています。それが大変だという方は、**おやつとして売られている昆布や茎ワカメなどをデスクやカバンに常備**して食べるようにしましょう。

また、**腎を整えるためには、黒いものも良い**と言われているので、海藻類以外に、黒ゴマ、黒豆、黒きくらげなどもおすすめです。

抜け道

07

甘いものが止まらない時は、栗・芋・かぼちゃ・玄米を食べる

漢方的には、**甘いものが止まらない時は、「脾《ひ》」が弱っている**と考えます。

脾は、消化・吸収のほか、栄養の運搬、血流コントロールなどの働きがあり、ここが弱ると、食べても食べても満足感を得にくくなります。

そういう時は、**自然な甘みを感じられる栗や芋、かぼちゃ、玄米などを食べてください。**チョコやクッキーなどは、甘みが強く高糖質で中毒になりやすいので避けましょう。

私が抜け道を考える時には、「脳科学」「栄養学」「漢方」の知識を組み合わせて提案をしていますが、この項目と前項目は「漢方」によるもの。漢方的な食欲の考え方を書いておきますので参考にしてください。

漢方的「正しい食欲」

「しょっぱいものが止まらない」=「腎（じん）」が不調

腎の働き

・生命エネルギーの「気」を貯蔵
・生殖器（ホルモンバランス）
・水分代謝

不調のサイン

・あごや首に吹き出ものができる
・月経の乱れ
・髪の毛がパサつく

本来欲しいもの

鹹味（かんみ）=しょっぱいもの、黒いもの（黒ごま、黒きくらげ）、エビ、イカ、魚介類、海藻類（ワカメ、昆布、ひじき）、みそ

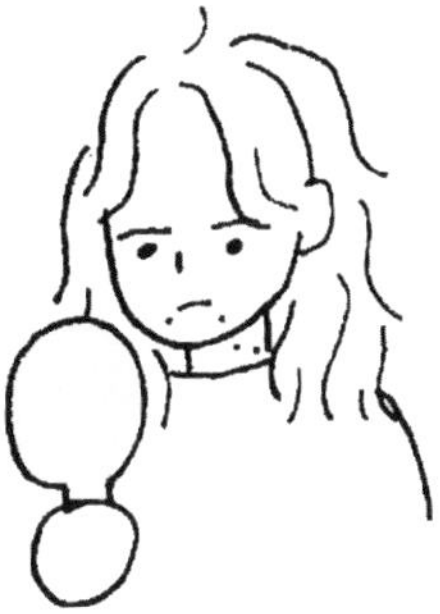

現代食で勘違い

スナック菓子、おせんべい、カップラーメン

「甘いものが止まらない」=「脾（ひ）」が不調

脾の働き

・消化、吸収
・栄養の運搬
・血流のコントロール

不調のサイン

・食べても食べてもお腹が空く
・口のまわりにできものができる
・肌つやが悪くなる

本来欲しいもの

自然な甘み（玄米、栗、芋、かぼちゃ）

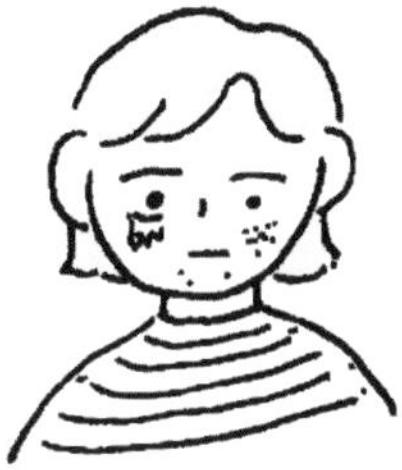

現代食で勘違い

チョコ、クッキー、ケーキ（強烈な甘み、高糖質なので太りやすく中毒になりやすい）

抜け道

08

「お酒は飲まない」ではなく「飲んでいいお酒」を飲む

ダイエットモードONの時の「NG30品」には、ビール、日本酒、甘いお酒が含まれています（もちろん、OFFの1日はこれらも飲んでOK）。だから、お酒はやっぱり飲まないほうがいいの？　と思われている方も多いかもしれません。

でも、私のダイエットプログラムでは、ONの日であっても、お酒は飲んでOKです。飲みたくなったら我慢せず、「飲んでいいお酒」を選びましょう。

おすすめは、糖質を抑えた「生レモンサワー」や「糖質ゼロビール」、ウイスキー（ハイボール）や焼酎などの「蒸留酒」、そして「白ワイン（特に辛口）」です。

ワインに関しては、「特に白が痩せる」という報告が2004年にドイツでされています。

コレなら飲んでいい「太らないお酒」

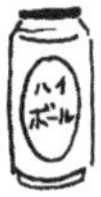

ハイボール

糖質はゼロだが、ジンジャーエールやコーラなど、糖質が含まれているもので割ると太りやすくなるので注意。

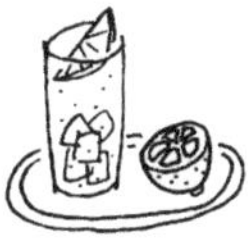

生レモンサワー

レモンは果実の中でも糖度が低いので安心。ただし、生ではない「レモンサワー」はシロップが使われており、糖質が高め。

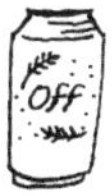

糖質ゼロビール

原料に含まれている糖分が残らないように製造されているので安心。ただし度数が高いほどカロリーも高くなる傾向がある。

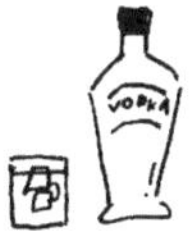

ウォッカ

アルコール度数が高いため、少量でも満足感が得られる。水や炭酸水で割るのがおすすめ。

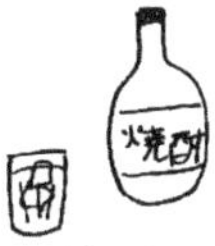

焼酎

原料の糖質は蒸留過程でカットされる。お湯割りにすると体が温まり、飲むペースも穏やかになる。

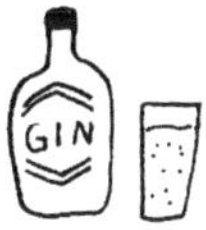

ジン

ロックもしくはソーダで割るならよいが、トニックウォーターで割ったジントニックには糖質が含まれる。

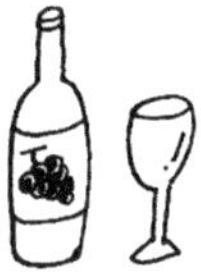

白ワイン

むくみを解消するカリウムや便秘に効く有機酸などを含んでいる。甘いタイプよりも辛口を選んで。

これは太りやすいから「OFF」の日に楽しんで

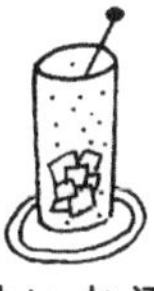

甘いお酒

カクテル系やマッコリ、梅酒など、甘みが強いものは糖質が多い。ジュース感覚で飲めてしまうのも太る一因。

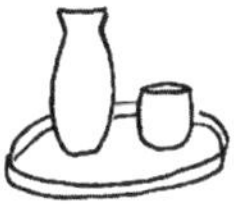

日本酒

吟醸酒や純米酒などの種類があるがカロリーはどれもほぼ同じ。「甘口より辛口のほうが低カロリー」とも一概には言えない。

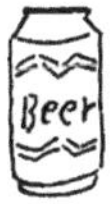

ビール

糖質が多い一方で、アルコール度数は低いため、大量に摂取しがち。炭酸が食欲を刺激することも。

抜け道

09

毎日ちょこちょこ飲むより、休肝日を「2日連続」とる！

お酒を飲むと太りやすくなる、と感じている方も多いかと思います。お酒を飲むと食欲が増進して、食べ過ぎるということもありますが、それを除いても、確かに**お酒には太りやすくなる作用があります。**

でも安心してください。実は飲み方さえ工夫すれば、太りやすいお酒も諦める必要はありません。

48時間アルコールを入れない状態を作る

そもそも、なぜお酒を飲むと太りやすくなるのでしょうか？

アルコールの大半は肝臓で代謝されますが、肝臓はアルコールだけではなく、糖質や脂質、タンパク質の代謝も行っています。お酒は本来、体にとって不要なものなので、体内に入ると優先的に分解されます。その結果、糖質や脂質、タンパク質などの処理が後回しにされ、体脂肪が蓄積しやすくなるのです。つまり**肝臓にアルコールが入っている限り、太りやすい状態が続く**ということです。

そこで大切なのが、肝臓にアルコールが入っていない状態を作ること。そして、糖質や脂質をスムーズに代謝できるように、肝臓の負担を軽減することです。

48時間連続でアルコールが入ってこない状態を作れば、アルコールは完全に代謝されますし、肝臓の疲れもリセットされることがわかっています。だから、休肝日は1日ではなく、2日連続とることが大事。

極端に言えば、1週間に摂る**アルコールの総量が同じであれば、毎日少量をちょこちょこ飲むよりも、週5日はそこそこ飲んで週2日は連続で完全にお酒を抜いたほうが、痩せやすくなり健康にもよい**ということです。

また、**飲む際にお酒と同量の水分をとる**ことも有効です。アルコールの利尿作用による脱水を防ぐことで、肝臓の負担をさらに軽減できます。

抜け道

10

つまみを食べるなら、痩せ力最強の「枝豆」を選ぶ

お酒を楽しむ時に気を付けたいのが、おつまみです。実は、お酒を飲んで太っている人は、**お酒自体のせいでなく、揚げ物やピザなどのおつまみが原因**になっていることが大半です。そこで、私がイチオシのおつまみを紹介します。

それは、枝豆です。理由は３つ。

①**むくみ解消**……枝豆に含まれているカリウムには、体内の余分な塩分を排出し、むくみを解消する効果があります。

②**便秘解消**……食物繊維が豊富なため、排便リズムが整い、すっきり快腸に。

③**若々しくなる**……肌や髪の材料となるタンパク質が豊富なので、美肌・美髪効果があります。見た目年齢を引き下げて、健康的なダイエットを後押しします。

枝豆以外にもある！ 痩せるおつまみ

1 カッテージチーズ

数あるチーズの中でも、高タンパク&低脂質。ビタミンB2が豊富なため、糖質や脂質を分解できる。また、乳酸菌の働きによって腸内環境が整い、老廃物をしっかり排出。

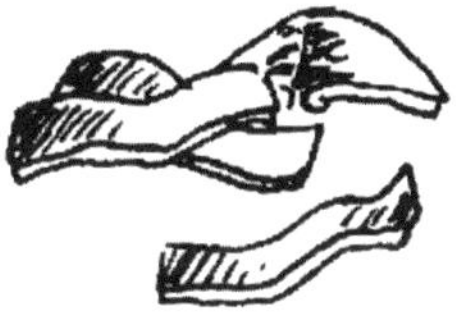

2 あたりめ

噛む回数が多くなるため、少量でも満腹感を得られる。タンパク質やビタミンが豊富なため、健康的なダイエットもサポート。何もつけずに、そのまま食べるのがおすすめ。

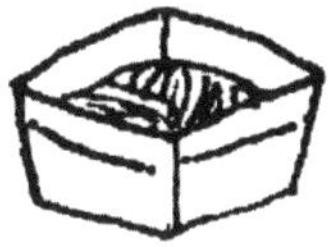

3 もずく酢

胃酸の分泌を促進し、胃腸を刺激することでぜんどう運動が活発に。また、腸内の善玉菌を増やす効果も。胃の中で水分を吸収して膨張するため、食べ過ぎも防げる。

抜け道

11

焼肉に行くなら、タレより塩で食べる！

焼肉を食べる場合も、ちょっとした違いで、「太る」「太らない」の道が分かれます。太る食べ方は、特上カルビにタレをつけて、白米もがっつり食べること。カルビはカロリーが高く、しかも特上となると霜が降っているため脂が多く含まれています。さらに、**焼肉のタレは甘いので糖質も多め。**それに加えて白米も2～3杯食べることになれば、太るのは明白です。

おすすめは比較的カロリーの低いロースやタン塩。コツはタレではなく、塩やわさびじょうゆなどで食べること。これなら、白米とセットで楽しんでも大丈夫です。

ちなみに、焼き鳥など焼肉以外の肉を食べる場合も、タレではなく塩を選ぶのがおすすめです。

太らない焼肉の食べ方

太りにくい部位

- □タン
- □ロース
- □ホルモン

赤身系とホルモンが安全。対してカルビはカロリーが高め。特に、「上」「特上」など高級になるほど霜が降ってカロリーが高くなるので注意。

食べ方のルール

タレではなく塩で！

一般的なタレは大さじ1杯で糖質が4～6g（成分の1/4～1/2）入っているので注意。また、もしタレ味を選んだ場合は肉に味つけがされていることが多いので、タレをさらにつける必要はない。

白米を食べ過ぎない

焼肉を食べて太る原因のひとつに、白米を食べ過ぎることがある。特に甘いタレと白米は旨味のかたまりなので食欲が爆発しがち。焼肉そのものは良質なタンパク質やビタミンを摂取できる優れたメニューなので、肉を中心に食べて。

鉄板ではなく網焼きで！

網で焼くと余分な脂が下に落ちるので、ダイエットにつながる。鉄板の場合は、せっかく肉から出た脂の逃げ道がないため、結局体に入れる羽目に。

抜け道

12

炭水化物は、なるべく「色がついているもの」を食べる

「血糖値が急上昇すると太りやすくなる」と、p142で説明しましたが、実は血糖値の上がりやすさは食材によって異なります。

上がりやすさの度合いは「GI値（グリセミック・インデックス）」という数値で表され、70以上のものは高GI食品と言われています。例えば、白米は88なので高GI、枝豆は29なので低GIです。

つまり、**高GIではなく低GIのものを食べれば、血糖値が急激に上がらないので太りにくい**ということ。一般的に炭水化物は高GIになりがちですが、低GIのものを見極める簡単なポイントがあります。それは、**「色がついている」**こと。白い白米ではなく、茶色がかった玄米を選ぶ。うどんではなく、そばを選ぶ、という具合です。

太りにくい炭水化物の見極め方

◎色がついているもの≒低GI

□玄米　□全粒粉パスタ
□そば　□全粒粉パン

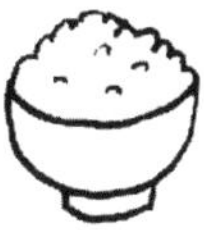
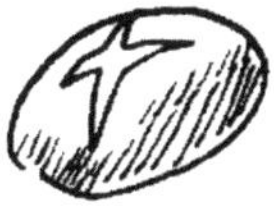

△白っぽいもの≒高GI

□白米　□パスタ
□うどん　□食パン

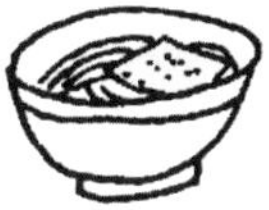

主な食品のGI値

高GI食品	GI値
白米	88
パスタ	65
うどん	80
食パン	91
フランスパン	93
もち米	80
ベーグル	75
コーンフレーク	75

低GI食品	GI値
玄米	55
全粒粉パスタ	50
そば	59
全粒粉パン	50
ライ麦パン	58
中華麺	50
赤米	49
オールブラン	45

痩せる
神メニュー
リスト

コンビニ編

オリジナル商品も多いコンビニ。セブン-イレブンやファミリーマートは、「〇日分の野菜」のシリーズがおすすめ。ローソンは、ヘルシーおやつが充実しています。

※商品は販売が中止されたり、季節によって内容が異なることがあります。また販売されていない地域もあります。

セブン-イレブン

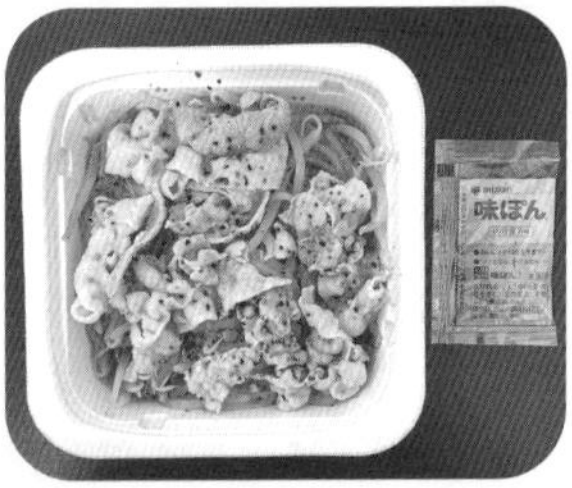

ぽん酢で食べる豚もやし

・ヘルシーな豚肉がたっぷり
・ポン酢であっさり
・シャキシャキもやしが満腹度大

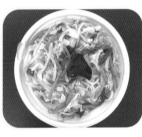

コク旨野菜タンメン

・1日に必要な野菜の半分が摂れる
・生姜で体ポカポカ
・低糖質

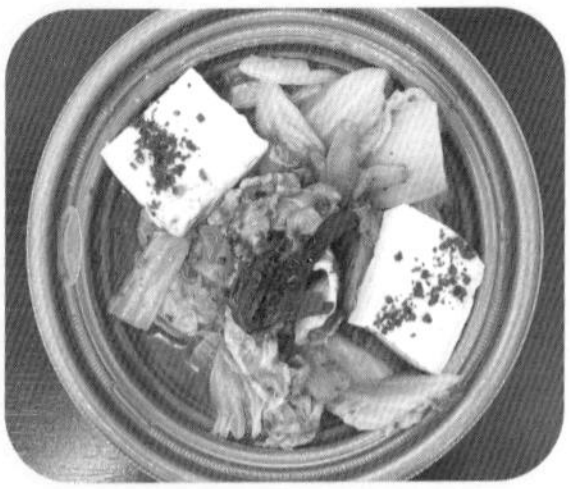

1／2日分の野菜　辛旨キムチ鍋

・善玉菌の乳酸菌
・カプサイシンで燃焼効果
・タンパク質も充実

ローソン

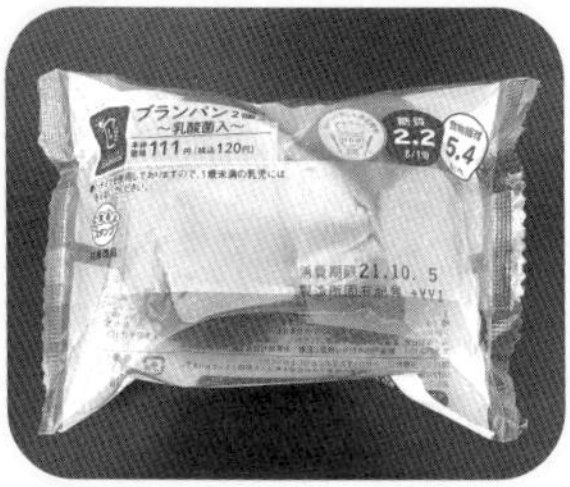

ブランパン

・穀物の外皮を使用し、低糖質
・バリエーション豊富
・生地は粗めでもっちり

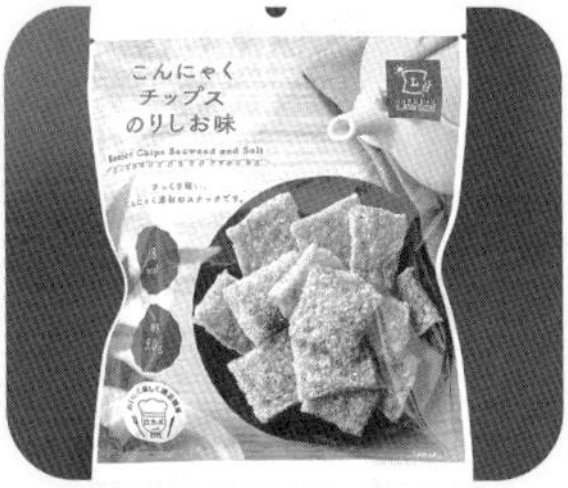

こんにゃくチップス　のりしお味15g

・1袋、驚異の58kcal
・サクサク食感で食べごたえあり
・トランス脂肪酸ゼロ

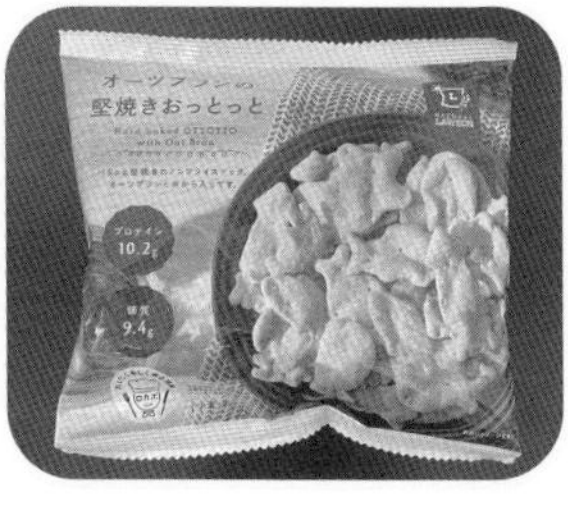

オーツブランの堅焼きおっとっと35g

・1袋、151kcal
・オーツブランとおから入り
・ノンフライ

ファミリーマート

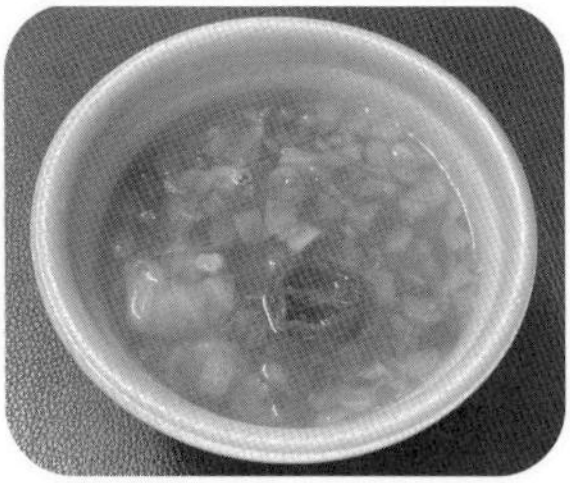

1／2日分の野菜が摂れるコンソメスープ

・低カロリー低糖質
・具だくさんで満足感
・6種の野菜が摂れる

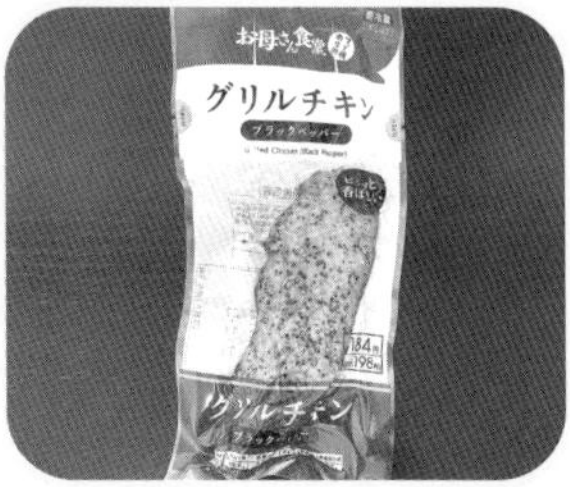

グリルチキン　ブラックペッパー

・歯ごたえしっかり満足感
・低カロリー
・高タンパク

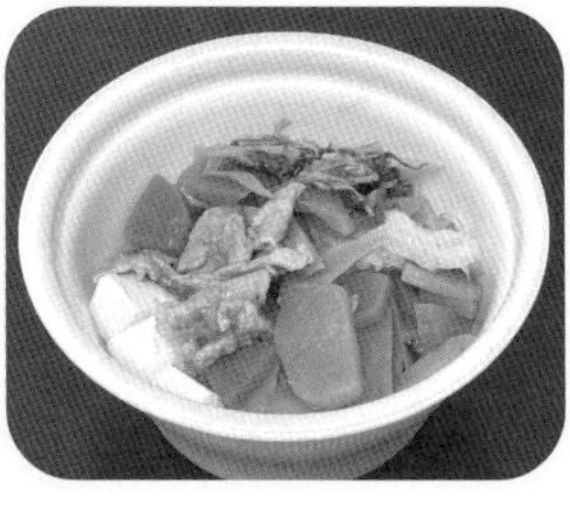

7種野菜が摂れる豚汁

・野菜たっぷり
・ミネラルが豊富
・コクのある味噌で満足感あり

痩せる神メニューリスト

ファストフード編

「早い・うまい・安い」が魅力のファストフード。太りやすいイメージがあるが、それはメニュー次第。特に、お肉をがっつり食べたいときにおすすめ！

※商品は販売が中止されたり、季節によって内容が異なることがあります。

すき家

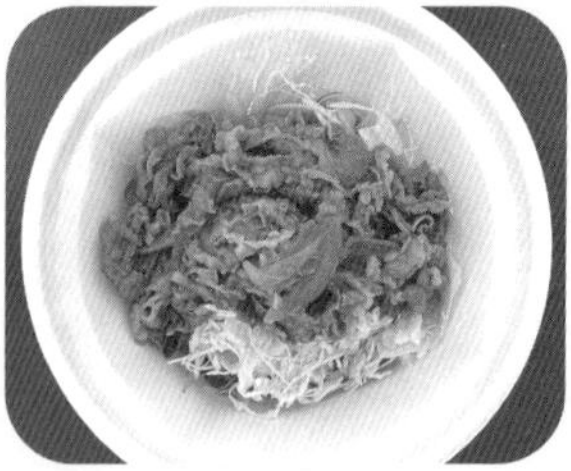

牛丼ライト

- 白米の代わりに豆腐でヘルシー
- 牛肉でタンパク質を補給
- サラダが入っているから食べごたえあり

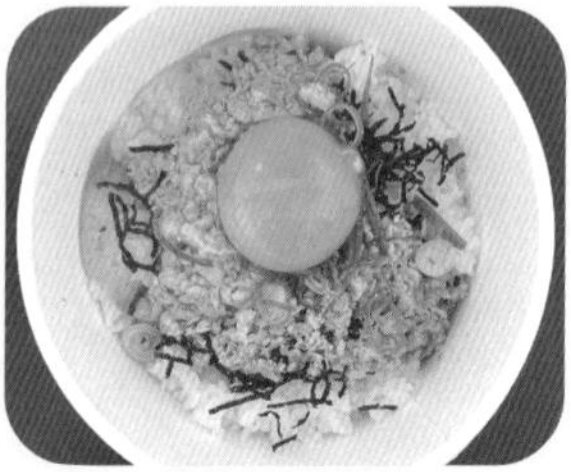

とりそぼろ丼

- 鶏肉×卵で、タンパク質が豊富
- 牛丼の半分以下の脂質
- 卵は卵黄のみではなく全卵をかけるのがおすすめ

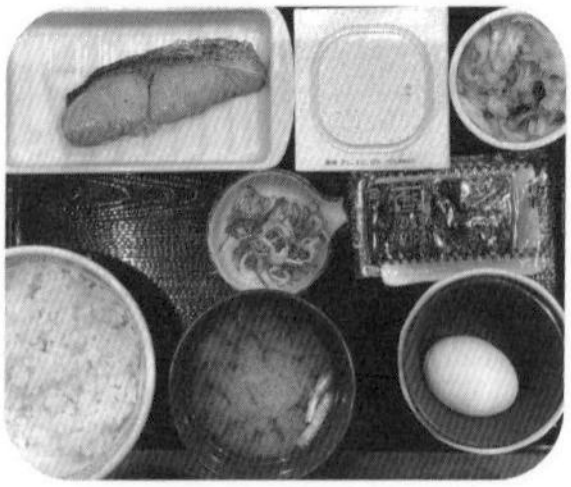

鮭納豆定食

- 魚で良質の油を摂取
- 納豆の「ナットウキナーゼ」が代謝をサポート
- 定食タイプで栄養バランス◎

マクドナルド

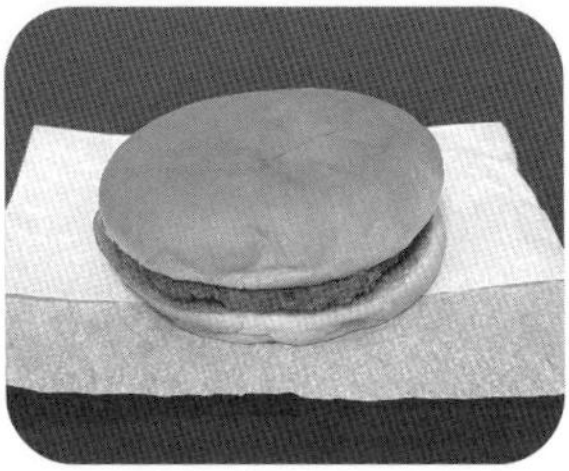

ハンバーガー

- 糖質28.8g
- 256kcal
- ポテトや甘いドリンクをつけるのはNG

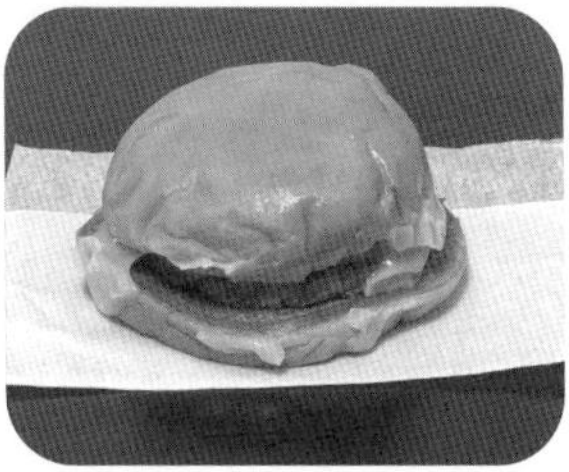

エグチ(エッグチーズバーガー)

- 糖質29.5g
- 387kcal
- バーガー系は揚げ物、甘いタレに注意

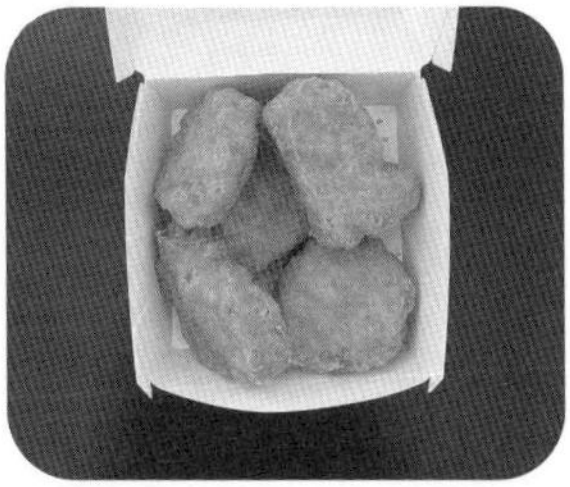

チキンマックナゲット®5ピース

- 糖質12.2g
- 270kcal
- ソースはなしで食べるのがおすすめ

吉野家

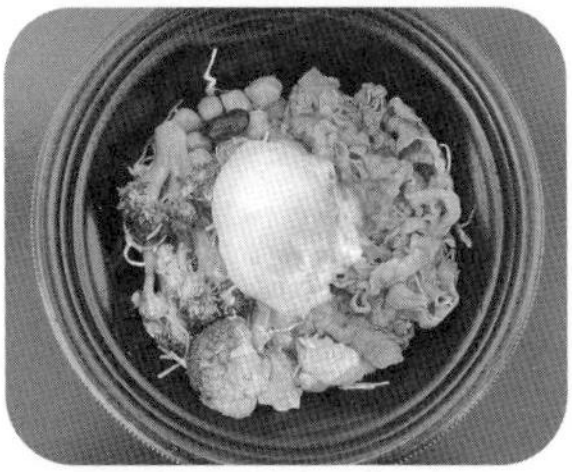

ライザップ牛サラダ

- 高タンパク質
- 野菜も摂れる
- 低糖質

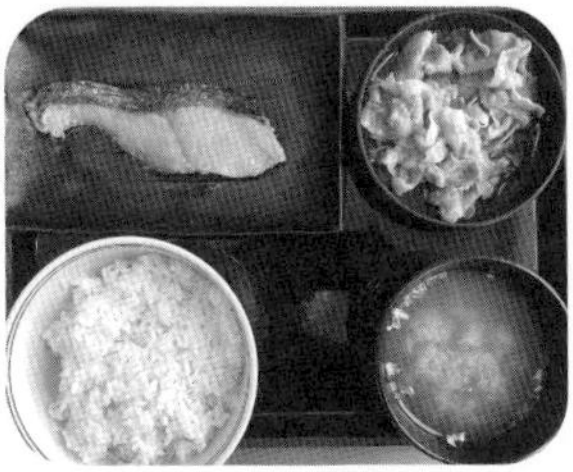

豚鮭定食

- 豚の赤身肉に含まれるL-カルニチンで脂肪燃焼効果
- 複数のおかずで満足度大
- 定食でバランスよく栄養を摂れる

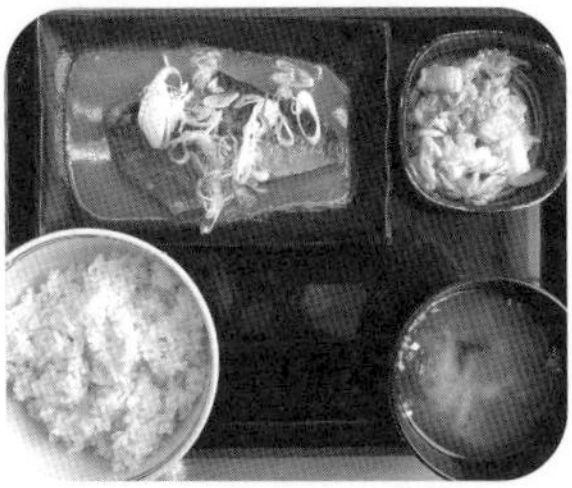

鯖みそ定食

- サバの「EPA」には食欲を抑える効果あり
- 「EPA」が糖質の吸収を穏やかに
- 血行を促進して目の下のクマやくすみを改善

やせる神メニューリスト

定食屋編

ランチや夕食をヘルシーに摂りたい時に活躍するのが定食屋。迷った時は一汁三菜のメニューを選べば問題なし。丼は早食いになりやすいのでゆっくり噛んで食べることが大事。

※商品は販売が中止されたり、季節によって内容が異なることがあります。

大戸屋

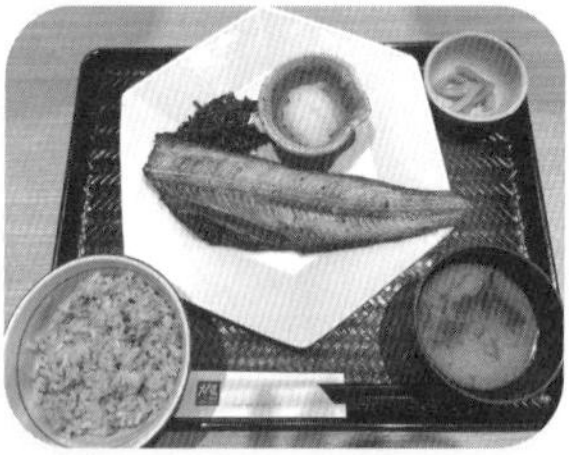

しまほっけの炭火焼き定食

・ビタミンB2が脂肪の燃焼を助ける
・ビタミンDが骨の若返りをサポート
・ビタミンEのアンチエイジング効果

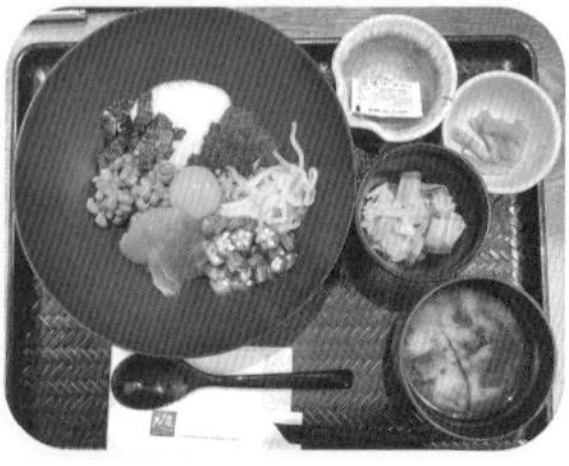

ばくだん丼

・全定食メニューで2番目にカロリーが低い
・ダイエットに役立つ食材が多い
・三大栄養素のバランスが良い

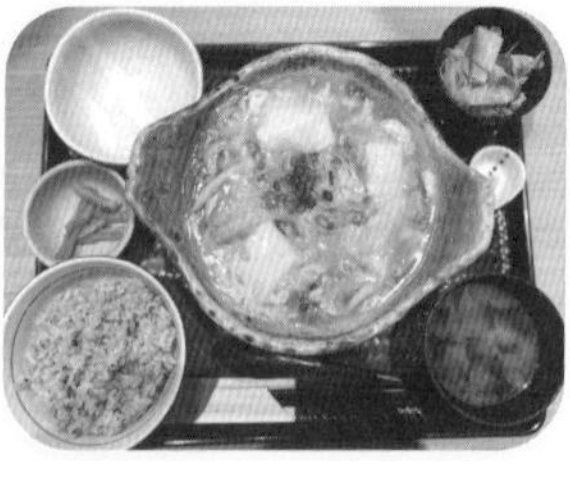

豆腐と鶏肉のトロトロ煮定食

・動物性・植物性タンパク質が豊富
・野菜たっぷり
・生姜でダイエット効果をプラス

やよい軒

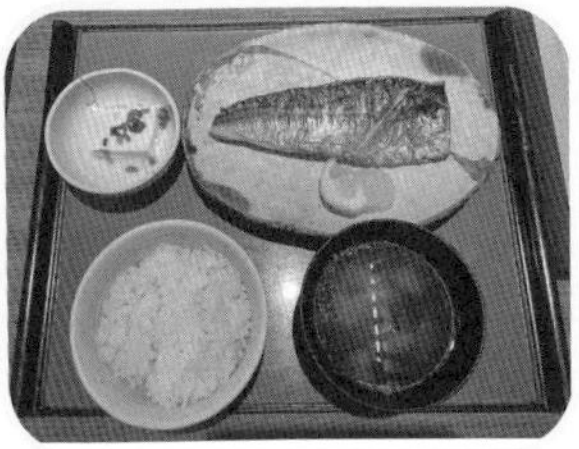

サバの塩焼定食

・サバの「DHA」「EPA」が基礎代謝をアップ
・パリッとした皮から旨味があふれる
・白米をヘルシーなもち麦に変更可

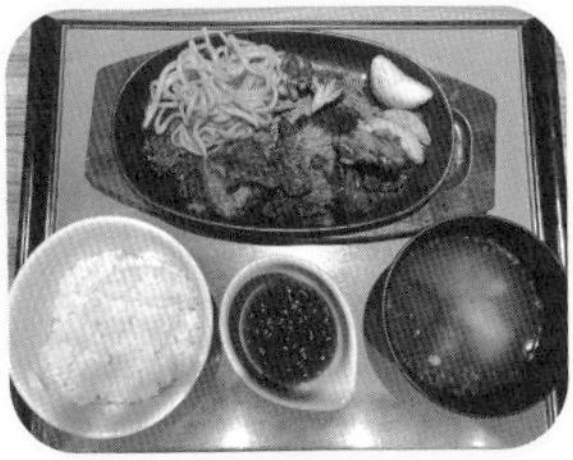

カットステーキ定食【和風ソース】

・脂の少ない赤身を使用
・高タンパクで美肌効果
・基礎代謝を促す鉄分が豊富

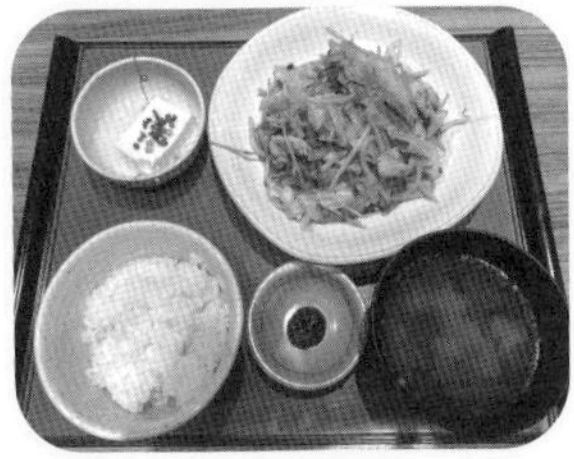

肉野菜炒め定食

・豚肉の「L-カルニチン」が脂肪燃焼をサポート
・ビタミンB1で疲労を回復
・野菜がたっぷり

餃子の王将

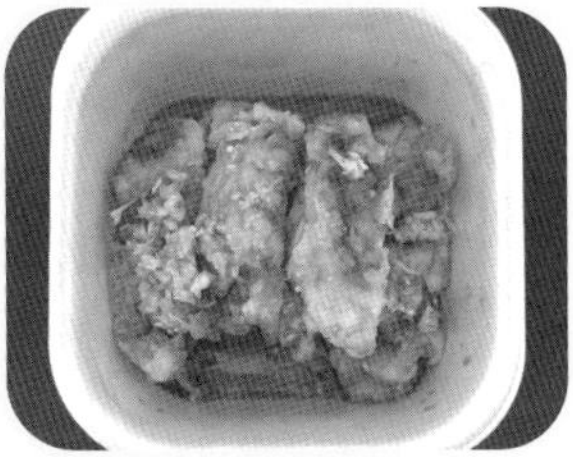

油淋鶏

・357kcal
・タンパク質が豊富な鶏肉
・唐辛子のカプサイシンで脂肪燃焼効果あり

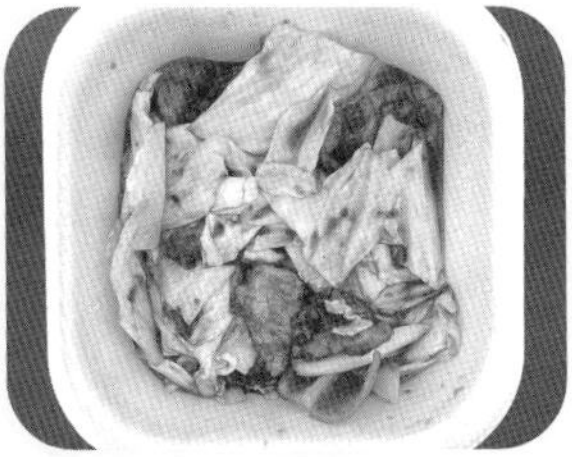

回鍋肉

・496kcal
・肉も野菜もたっぷり
・豚肉のビタミンB1で糖質の分解を促進

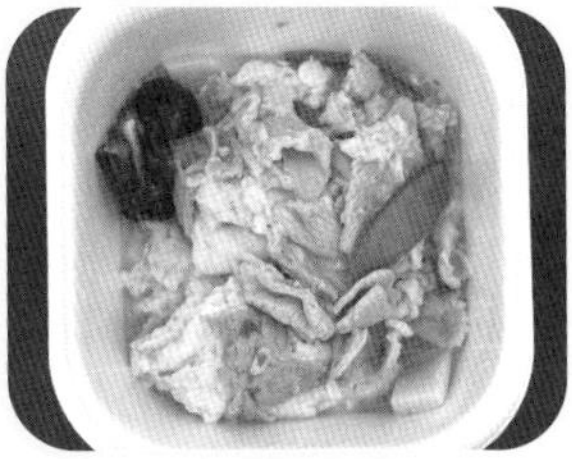

肉と玉子のいりつけ

・696kcal
・きくらげのβグルカンは糖質の排出を促し、血糖値の上昇を抑える
・たけのこには体内の塩分・水分の調整を助けるカリウムも

痩せる
神メニュー
リスト

スーパー編

プライベートブランドや輸入品など、個性的な商品が豊富。日々の料理を簡単&ヘルシーに変身させる逸品や、ちょっとしたおやつまで、ダイエットに役立つ商品がズラリ。

※商品は販売が中止されたり、季節によって内容が異なることがあります。

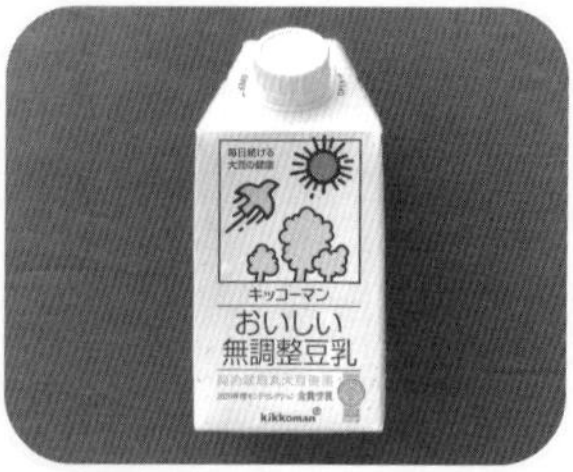

無調整豆乳

・油脂が少ない植物性タンパク質
・肥満予防効果がある「サポニン」という成分入り
・低カロリー

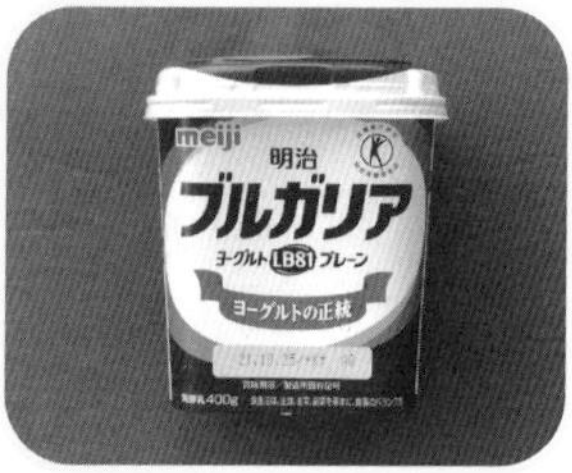

ヨーグルト

・高タンパク低脂肪
・便秘解消
・善玉菌（やせ菌）を増やす

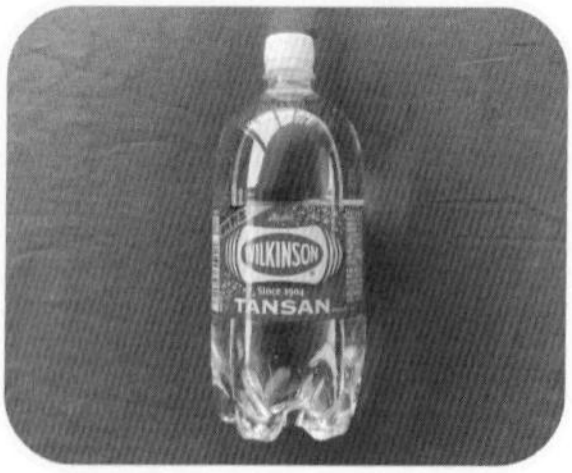

炭酸水

・糖質&カロリーゼロ
・便秘解消に効果的
・血管を拡張して冷えを予防

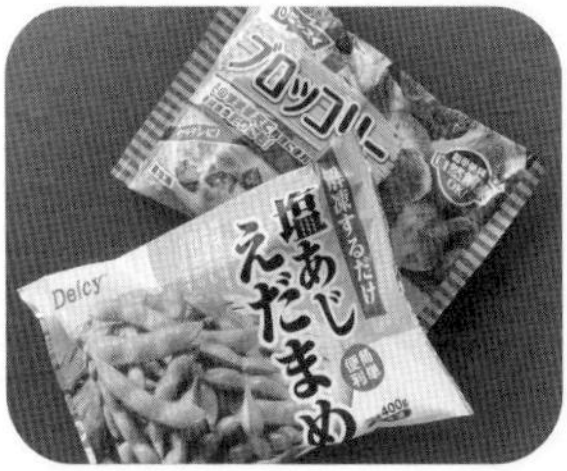

冷凍野菜（各種）

・サラダや炒め物、和え物などのヘルシー料理に重宝
・パッと使えて便利
・冷凍野菜は安定の価格

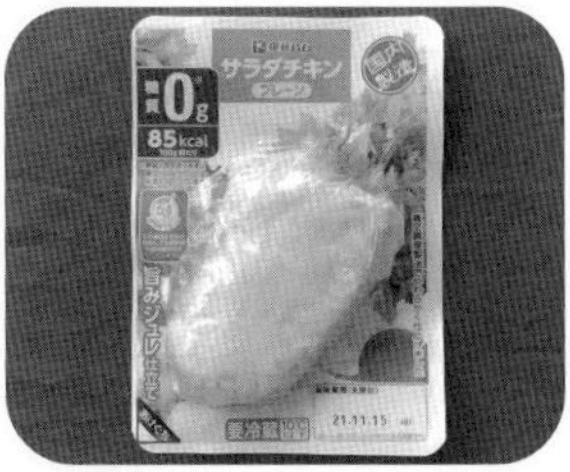

サラダチキン

・おつまみやサラダに便利
・調理不要
・高タンパク低脂肪

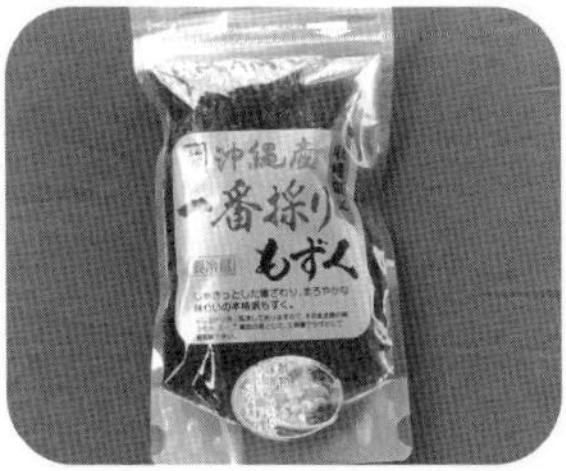

もずく

・食物繊維、ミネラルが豊富
・糖質の吸収をおだやかにする
・血糖値の急上昇を抑える

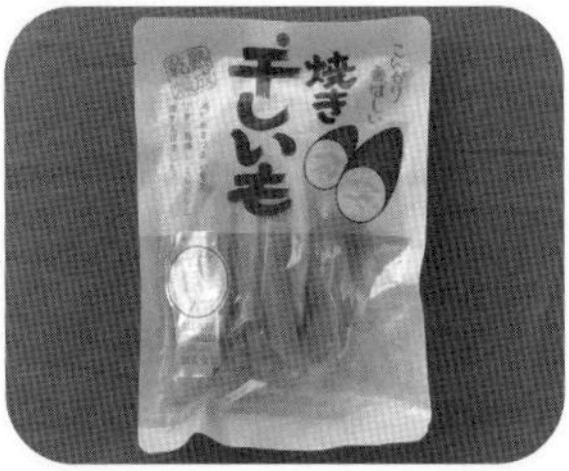

干し芋

・「カリウム」がむくみを予防
・食物繊維が豊富
・自然な甘み

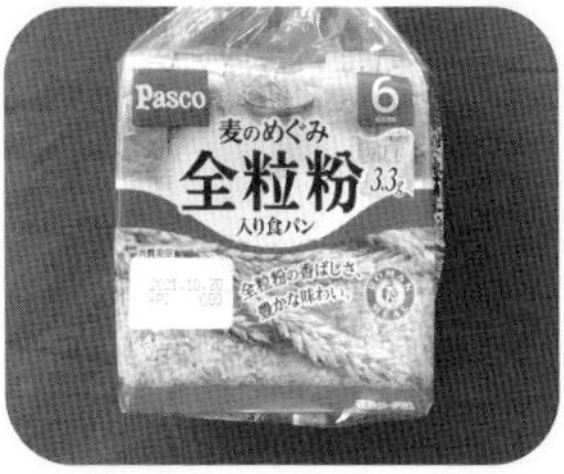

全粒粉のパン

・低GI（血糖値を上げにくい）
・食物繊維が豊富
・普通のパンより食べごたえあり

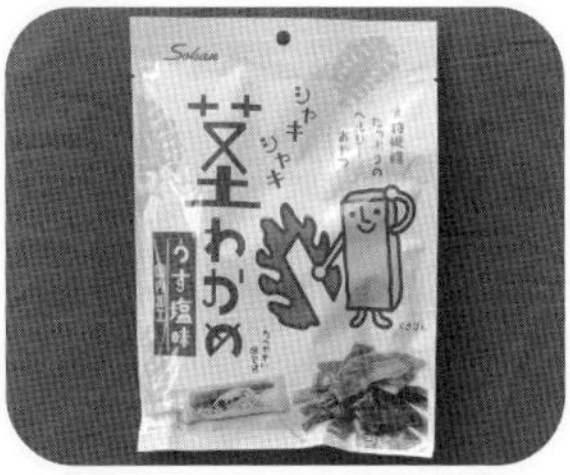

茎わかめ

・食物繊維、ビタミン、ミネラルが豊富
・脂肪燃焼サポート成分「フコキサンチン」入り
・歯ごたえがあって満足度大

ダイエットの意識が180度変わる格言

ゴミ箱に捨てるか、それとも あなたの胃袋をゴミ箱にするか

家族の食べ残しはもちろん、口に合わないもの、賞味期限が少し過ぎたものでさえ捨てるのは胸が痛む。しかし、あなたの胃袋はゴミ箱ではない。今のあなたは、あなたが食べた物でできているのだ。

第 4 章

痩せそうで
痩せないNG習慣

3 months diet

間違った努力は最大の無意味！「回り道」になるNG習慣を知る

世の中には、「こうすればラクに痩せられる」とか「これは健康にいい」と多くの人が信じているけれども、**実はあまり意味がなかったり、逆効果になっていたりするもの**があります。

ダイエットは、**「正しい努力×あなたの頑張り＝結果」**です。

例えば、かなり効果があること（70）を、ほどほどの頑張り（50）で継続したとします。

結果は「70×50＝3500」。

逆に、ほとんど効果がない「痩せそうで痩せない習慣」（10）を、あなたが全力（100）で継続していたら、

結果は「10×100＝1000」。

全力で頑張っても、ほどほどの頑張りに負けてしまい、努力が報われないことになってしまいます。これでは、モチベーションも下がりますよね。

だから、**ダイエットでは間違った努力をしないことも大事。**

「痩せそうで痩せない習慣」を見極めて、早くやめることが大切です（もちろん、「痩せる」目的以外でやっているなら、その習慣を否定はしません）。

この章では、**「ダイエットや健康によい」と思われているけれども、実はあまり効果がない、あるいは逆効果の「痩せそうで痩せないNG習慣」**を紹介します。

NG習慣

01

意識高めな朝食「ドライフルーツ入りグラノーラ」は糖質のかたまり

グラノーラは食物繊維が豊富で栄養価も高いため、朝食として人気があります。また、女性に不足しがちな鉄分やビタミン、ミネラルなども補給できるというメリットもあります。

ところが、**実はダイエットには不向き。**

その理由は、

①たくさんの砂糖や小麦粉が使用されているため、糖質が多い
②ドライフルーツにも糖質が多く含まれている
③高カロリーで脂肪になりやすい

糖質を大量に摂取すると、血糖値が急上昇し、太りやすくなるメカニズムはｐ１４２で説明した通りです。

また、一般的な**ドライフルーツには、生のフルーツのように酵素が含まれていません。** 酵素は脂肪を燃焼させる大切な栄養素なので、それがないドライフルーツは太りやすいと言えます。

さらに、**カロリーも意外に高い**です。１食（50ｇ）あたり２１９キロカロリーで、牛乳を２００ミリリットルかけると３５６キロカロリーになる商品もあります。

ドライフルーツ入りグラノーラで太るのを防ぐアイディア

もしどうしてもフルーツ入りグラノーラを食べたい場合は、

- **糖質オフのものを選ぶ**
- **ドライフルーツ入りではなく、生の果物をトッピングする**
- **牛乳の代わりに無調整豆乳をかける**

……などを試してみてください。

NG習慣

02

朝食を「市販のスムージー」に置き換えるのは逆効果

一般的に、スムージー＝ヘルシーというイメージがあります。私自身も、「食べない16時間にお腹が減ったら、スムージーやプロテインを飲んでください」と指導しています。スムージーは消化の必要がないため胃腸に負担がかからないうえ、満腹感も得られるというメリットがあります。

ただし、手作りではない「市販のスムージー」は避けたほうが無難。**大量の砂糖を含んでいるものが多く、**また、おいしさも追求されているため、ついつい飲みすぎてしまうことがあります。

だから、**スムージーを飲む場合は手作りが基本です。「果物＋野菜＋水」をミキサーにかけたもの**を1日1杯を目安にしましょう。

手作りスムージーのポイント

基本の材料

・果物
・野菜
・水

余計なカロリーを摂らないために、オレンジジュースや乳製品などは使わないほうがよい。また砂糖やはちみつなどの甘みも入れないのがおすすめ。自然の甘みを楽しんで。

材料の選び方

食物繊維が多いものを選ぶ

◎ イチゴ　アボカド　梨　キウイ　ケール　ほうれん草　モロヘイヤ　桃　…etc.

果糖が多いものは量を少なめにする

△ バナナ　マンゴー　ぶどう　柿　…etc.

飲み方のポイント

常温で飲む
ゆっくり飲む
作りたてを飲む

胃腸を冷やさないように、常温のものをゆっくり飲みましょう。また、作り置きをすると栄養素が失われやすくなるため、作りたてを飲むのがベスト。1日1杯が目安です。

NG習慣

03

水太りを気にして、水分を控えるのはNG

基本的に、水で太ることはありません。反対に、水分が不足すると、血流が悪くなり、老廃物を体に溜め込みやすくなります。代謝も悪くなるため、体重が落ちにくい傾向にあります。

水を飲むメリットは、主に3つ。

1つ目は、美肌効果。

人体の約60%は水でできています。体の大部分を構成している水を入れ替えることで、体の老廃物が排出され、新陳代謝が活発になります。体の内側が生まれ変わることで、肌もイキイキ、つややかになります。

2つ目は、むくみの解消。

血液やリンパ液の巡りがよくなることで、むくみを解消しやすくなります。

そして**3つ目が、ダイエット効果**です。

常温の水をこまめに飲むことで体が温まり、代謝がアップします。


実は**「水を飲むだけで痩せる」という研究結果も発表されています。**

健康な男女14人を対象に、500ミリリットルの水を飲むことでエネルギー消費がどう変わるかを調べたところ、水を飲んでから10分以内に効果が出始め、男女ともにエネルギー消費が30％増え、その効果は1時間以上続いたそうです。そして「1日1・5リットルの水を摂取すると、1年間で1万7400キロカロリーを消費することになり、脂肪組織2・4キログラムに相当する」と、その研究は結論づけています。

「水ではなく、お茶ではダメですか？」とよく聞かれますが、お茶にはカフェインが入っているものもあるので、利尿作用でかえって水分不足になることがあります。だから、**純粋な水を1日約1・5リットル飲むのがおすすめ**です。ちなみに、砂糖なしの炭酸水はお腹がふくれやすいので、大いにアリです！

NG習慣

04

市販の甘いコーヒー、カフェオレは砂糖のかたまり

朝や昼食後は、気持ちを仕事モードに切り替えるためにコーヒーを飲む人もいるでしょう。「コーヒーを飲まないと、気持ちがしまらない」という声も聞きます。

市販の甘いコーヒーやカフェオレ、紅茶などにどのくらい砂糖が入っているか認識していますか？

最近は「コーヒーは体にいい」という見解もあるため、毎日数本の甘いコーヒードリンクを飲んでいる人もいるようです。

しかし、ブラックコーヒーと甘いコーヒードリンクは、まったくの別もの。**1本に角砂糖が5〜6個入っていることはザラにあります。**冷たくても甘みを感じる市販の飲み物は、基本的に砂糖が大量に入っていると考えてください。

太るドリンク、太らないドリンク

カフェ系

飲むならコレ

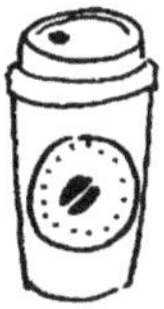

カフェラテ

ミルクの量が多いためカロリーも高め。

カフェオレ

1杯あたり120kcal以上のものが多い。

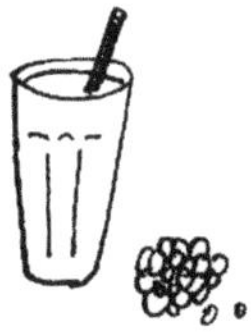

ソイラテ

調整豆乳を使っていると高カロリーに。

カプチーノ

表面にミルクの泡がのっているだけなので低カロリー。

コンビニ・自販機系

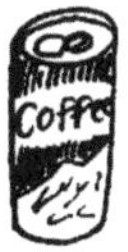

甘いコーヒードリンク

ブラックコーヒーとは別もの。砂糖のかたまりが入った液体。

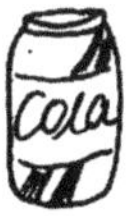

コーラ

炭酸が抜けてぬるくなった状態で飲むとその甘さに驚くほど、糖分が多い。

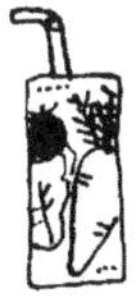

野菜ジュース

1本に角砂糖約4個相当が入っている商品も。糖分を要チェック。

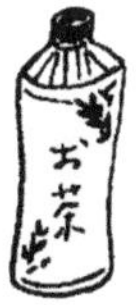

お茶

緑茶はほぼゼロカロリー。脂質や糖質もほとんど含まれない。

NG習慣

05

糖質ゼロにする「100対0思考」は、失敗の可能性大

糖質ゼロを目指す生活は、結局のところ、痩せそうで痩せません。これまで、糖質まみれの生活を送っていた方が突然それをゼロにする。そういう**100対0思考は、貫くのが困難**です。なぜなら、0が1になった時点で失敗になってしまうからです。

また、私が糖質ゼロ生活を推奨しない理由のひとつに、「老けて見える」ということがあります。40代以降でダイエットに成功した方の中には、逆に老けて、不健康そうになる方がいます。太ることを恐れるあまり、糖質や脂質を極端に制限、**栄養バランスが偏ることで、顔が浅黒くなったり、肌ツヤが悪くなったり、やつれて見えたりする**のです。でも、ダイエットの一番の目的は、健康的な体を手に入れることのはず。だから、完璧主義はやめて、無理をせずにいきましょう。

糖質ゼロ生活のリスク

ケーキ買ってきたよ

飲みに行こうよー

挫折しやすい

ダイエット成功の反動でドカ食い

栄養バランスの乱れ

リバウンドしやすい

老けて見えやすい

ダイエット失敗

NG習慣

06

「ヨガ」や「ストレッチ」には痩せ要素は少ない

ダイエット目的でヨガやストレッチに通う方もいます。でも残念ながら、ヨガやストレッチには、直接痩せる要素があまり含まれません。たしかに、硬くなった筋肉を伸ばすことで、血流改善やリラックス効果は期待できます。しかし、それだけです。

そもそも、痩せるとは、脂肪が燃えること。体脂肪や内臓脂肪が減ることです。

「ホットヨガは体重が減りますけど？」と言われることもありますが、**ホットヨガで減っているのは水分（汗）**です。汗だくになるので〝ダイエットしてる感〟は強いのですが、その体感ほど脂肪は燃えていませんし、代謝もあまり上がりません。だから、「本当にそれをすることで痩せるのか？」を見極めないと、一喜一憂しながら時間とお金を消費してしまいます。

正しい脂肪の燃やし方

脂肪を燃やすために必要な運動は、有酸素運動です。有酸素運動とは、歩く、走る、泳ぐ、エアロビクスなど、継続的に息が上がる運動のことで、脂肪と糖がエネルギー源になっています。だから、**効果的な有酸素運動をするほど、脂肪と糖は消費されやすくなります。**

ただし、注意点が2つ。

①糖は脳のエネルギー源なので、たくさん消費すると強い空腹感や眠気に襲われる
②激しい運動はストレスとなり、挫折のきっかけになる

だから、**私のおすすめは、ハードではないのに脂肪燃焼効果が高い「早歩き」**なのです。痩せるのが目的ならヨガやストレッチに時間を使うのではなく、p186で紹介する「脂肪燃焼ウォーキング」を生活に組み込むことで、確実に脂肪を燃やしていきましょう。

ダイエットの意識が180度変わる格言

痩せる生活ではなく太らない生活を繰り返す

「痩せなくては」と考えるのはストレスの元。肩の力を抜いて、太らない生活を送っていれば、おのずと結果はついてくる。

第 5 章

「痩せる生活習慣」を仕組み化する

3
months
diet

痩せ力を加速させる「生活習慣」を仕組み化する

例えば「歩くと痩せる」というのは、よく言われる話。だからあなたも、それを実践することにしました。さて、どうしますか？

「よく歩くように意識する」

こう決めました。

でも、これでは失敗する確率が高いです。「よく歩く」の定義があいまいですし、意志の力に頼っているので続かない可能性が高いです。

ですが、方法次第で成果を変えることができます。

「通勤の時は必ず一駅前で降りて歩く。そのためにお気に入りのビジネス仕様のウォーキングシューズとリュックを買う」

「ハマっている韓国ドラマはトレッドミル（ウォーキングマシン）でウォーキングする時しか見ない」

こう決めました。

これなら成功する確率がグンと上がります。靴とリュックのおかげで通勤で歩くのがラクになりますし、ドラマ見たさにウォーキングマシンをやってしまいます。「意志力」を「仕組み」に格上げしたことで、成功する確率がグッと上がるのです。

5章は、このように「わかっているのに続けられない」という人に、痩せ力を加速させる生活習慣とそれを取り入れるための「仕組み」を提案しています。

特に3勤1休ダイエットのルールは守っているけどなかなか結果が出ない、痩せる目標の数値が大きい人などはぜひ取り入れてください。

痩せ習慣

01

どうせ歩くなら、「脂肪が最も燃焼する速さ」で歩く

実は、普段のウォーキングの効果を最大化する方法があります。

それは、**「カルボーネン指数」を利用する**ことです。これは、その人の年齢や安静時心拍数から、脂肪が最も燃焼する心拍数を算出した数字です。つまり、**この脈拍を保つように歩けば自分にとって最も効率のよい「脂肪燃焼ウォーキング」になる**のです。

ウォーキング中の脈拍を知るためには、スマートウォッチを付けて歩くと便利です。スマートウォッチはシンプルなものであれば2000円程度から買えますので、普段の歩きを自分オリジナルの燃焼プログラムに変えられると考えれば安いもの。ぜひ、取り入れることをおすすめします。

左ページの計算式を元に、ご自身の「カルボーネン指数」を計算してみましょう。

心拍数を計ってダイエット効果をMAXに

*カルボーネン指数を自動で計算するにはp215をご覧ください。

カルボーネン指数

{(220−年齢)−安静時心拍数}×運動強度+安静時心拍数

例:50歳で安静時心拍数が60拍/分、運動強度40〜60%に相当する運動(早歩き)の場合

{(220−50)−60拍}×(0.4〜0.6)+60=104〜126拍/分

最適な心拍数104〜126拍/分ということ。早歩き中、心拍数がそれ以下の場合は、歩く速度と腕の振りを高めて負荷を上げる。

安静時心拍数の求め方

静かな部屋で5分間安静に過ごし、利き手の人差し指・中指・薬指の3本の指で、もう一方の手首の内側にある動脈を10秒間計る。その数値を6倍する。

「脂肪燃焼ウォーキング」のやり方

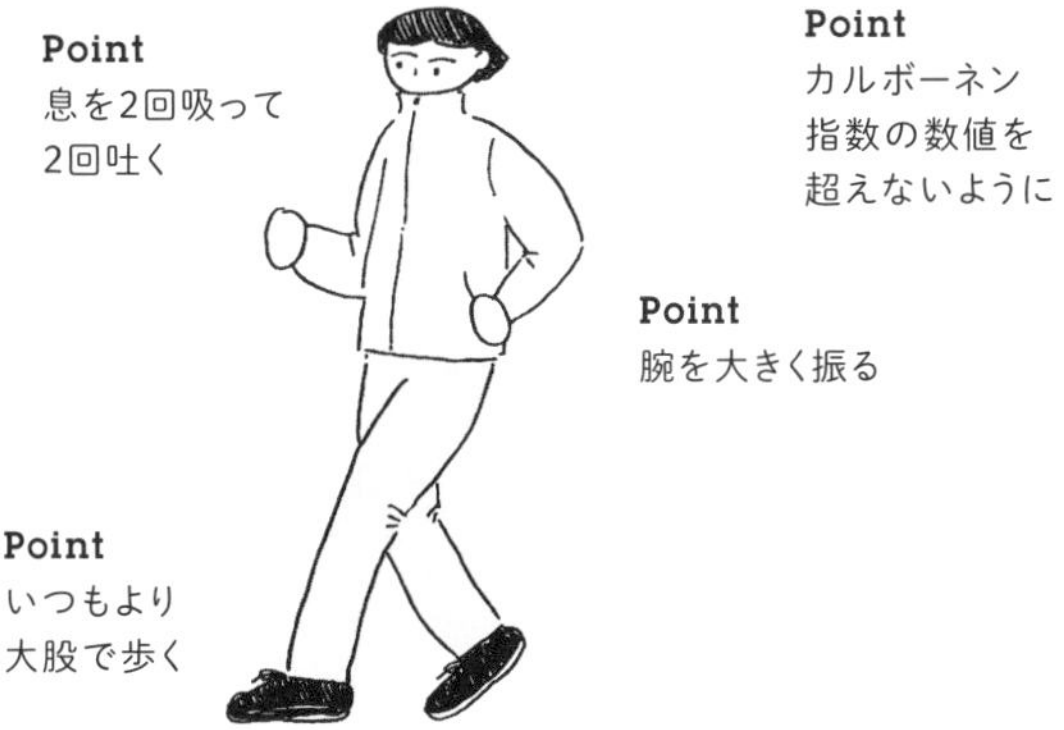
Point
息を2回吸って2回吐く
Point
カルボーネン指数の数値を超えないように
Point
腕を大きく振る
Point
いつもより大股で歩く

①呼吸のリズムを一定にして(2回吸って2回吐くを繰り返す)腕を大きく振り、大股で歩く。
②心拍数を計測し、カルボーネン指数の数値に達したら歩くことに集中する。
③そのまま20〜30分歩く(45分を超えるとストレスホルモンが分泌されるので45分以内で終える)。

痩せ習慣

02

「脂肪燃焼ウォーキング」を「やめられないこと」と組み合わせる

前項で「日常の歩きを脂肪燃焼ウォーキングにしましょう」とお話しました。ところが、今は在宅ワークが増えたこともあり、「そもそも外出しません」「歩く機会がないです」と、言われることがあります。

たしかに、通勤のついでならまだしも、せっかく仕事に集中しているのに、それを中断するのはもったいないと感じるかもしれません。しかし、前提として**「座りっぱなしは寿命を縮める」「歩くことで集中力はリセットできるので、トータルの仕事量は上がる」**と言えます。

しかも、時間がもったいないと言っている方も、意外と集中力が途切れた時に、YouTubeを1時間見てしまった、本を読み始めたら最後まで読んでしまった……ということはありませんか？　だったら、そのやめられないことの時間を体のために使えばよいのです。

例えば、本を読むのが楽しみな方や、友達との電話が息抜きという方は、**オーディオブック（本を朗読した音声コンテンツ）を聴きながら、あるいは、友達と電話をしながら、近くの公園を脂肪燃焼ウォーキングで散歩**すれば、一石二鳥です。

YouTubeやお笑い番組、海外ドラマなど、映像系の娯楽は、外を歩きながらというわけにはいきませんが、ジムのトレッドミル（ウォーキングマシン）を利用する、あるいは、家の中に有酸素運動ができるスペースを作り、見ながらやるということもできます。

家の中で映像を見ながらできる有酸素運動としては、その場でできる踏み台昇降がおすすめです。

「ステップ台」「踏み台」などと検索すれば、エクササイズ専用のものも販売されていますし、わざわざ買わなくても家にあるちょっとした台などを代用することもできます。ただし、あるものを利用する場合は、その強度や安定感などに注意して怪我をしないように十分気を付けてください。

痩せ習慣

03

睡眠時間を7時間確保するだけで痩せる

実は、睡眠時間とダイエットには密接な関係があり、脳科学的に立証されています。**睡眠時間が短いと、食欲を抑えるホルモン「レプチン」が減り、食欲を増進するホルモン「グレリン」が増加**します。それと同時に、心のバランスを保つ「セロトニン」が不足するため、食欲のブレーキが利かなくなり、アクセル全開の状態になってしまいます。

また、成長ホルモンの分泌も低下します。成長ホルモンは新陳代謝をスムーズに行う作用があるため、不足すると基礎代謝（運動をしなくても、ただ生きているだけで消費するカロリー）も下がり、痩せにくくなります。

さらに、寝不足はいわば体にとっては危機的状態。そのため、いざという時に備えて脂肪を溜め込みやすくなってしまうのです。

これらを避けるためには、寝不足にならないことが大切です。理想の睡眠時間は7～8時間。ハーバード公衆衛生大学院は**「7～8時間寝ている人に比べて、少ない睡眠時間の人は、肥満になるリスクが高いというデータが多数ある」**と発表しています。

ちなみに、ウィスコンシン大学は、「7・7時間（7時間42分）の睡眠時間が最も太りにくい」と、2004年の論文で報告しています。**寝すぎても太る**という実験データも多数あるため、睡眠不足と寝すぎには気を付けましょう。

寝入りの3時間が大事

もし、毎日忙しくて睡眠時間を7～8時間とれないという方は、少なくとも**「寝付いた後の3時間」を大切に**してください。この間は、ノンレム睡眠が訪れやすく、1日に分泌される成長ホルモンの7～8割が分泌されるといわれています。ですから、ソファでうたた寝をして、ハッと気付いて2時間後にベッドに移動するような行動は避けましょう。成長ホルモンの分泌が阻害され、痩せにくくなります。

痩せ習慣

04

最小の努力で最大の効果！ 3つの「ながら筋トレ」

筋トレで筋肉量が増えると、何もしなくてもカロリーが消費される「基礎代謝」が上がります。すると、オフィスを歩く、階段を上る、家事をするなどの**日常の動作がエクササイズに格上げ**され、ダイエットがどんどん加速していきます。

ただし、すでにお伝えしているように、ダイエットをイベント化するのは失敗の元なので、次のことをモットーに、おすすめの筋トレをセレクトしました。

①ストレスを感じないほどゆるいが、大きい筋肉に効いて効果が大きい

②時間を新たに捻出する必要がなく、日常生活に組み込んで「ながら」でできる

歯磨き中やテレビを見ながら、電子レンジを待っている間や、信号の待ち時間などに、ぜひトライしてください。**刺激する筋肉を意識しながら行う**と効果が高まります。

大きな筋肉を鍛えて基礎代謝を上げる
スクワット

□意識する筋肉:大臀筋(お尻)
□回数:10〜15回を1日2セット
□こんな時に:テレビを見ながら、電子レンジ待ちの時に

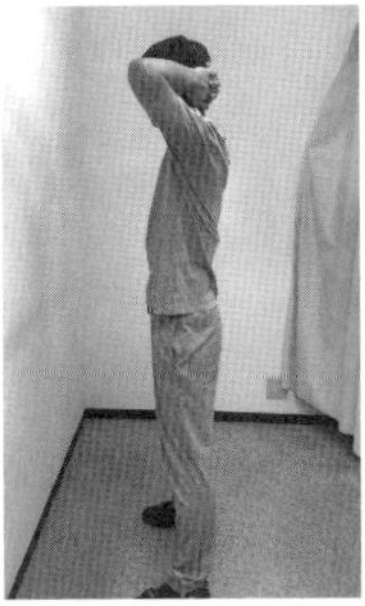

① 足を肩幅の2倍くらいに開き、手は前か頭の後ろに。
つま先は少し外側に向ける。

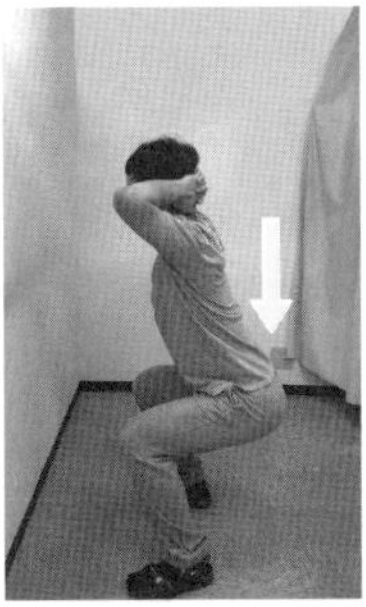

② 息を吸いながらお尻を突き出すように下ろしていき、ももの裏が地面と水平になるようにする。
ひざはつま先より前に出さない。

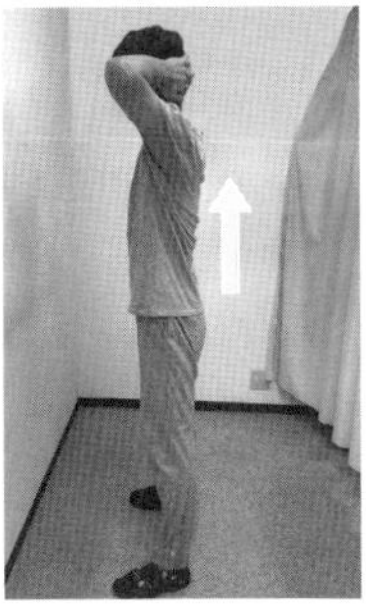

③ 息を吐きながらひざをゆっくり伸ばして、①の姿勢に戻す。

二の腕引き締め&バストアップに最適!
壁立て伏せ

□意識する筋肉:大胸筋、二の腕の筋肉
□回数:10〜15回を1日2セット
□こんな時に:リモートワークのスキマ時間に

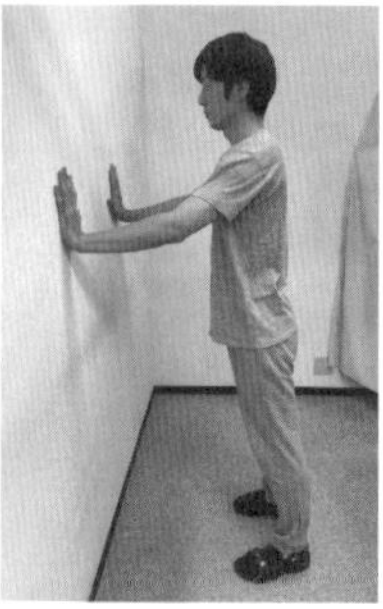

① 足を肩幅くらいに開き、手は伸ばして壁につく(腕が地面と平行になるのではなく手のひら1枚分くらい下になるイメージ)。
つま先は少し外側に向ける。

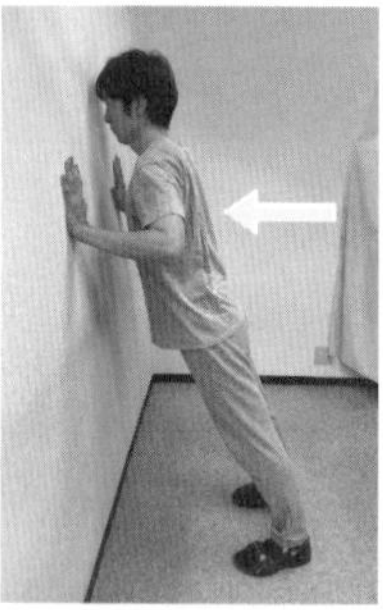

② 息を吸いながら肩甲骨を寄せるようなつもりで体を前に倒していく。

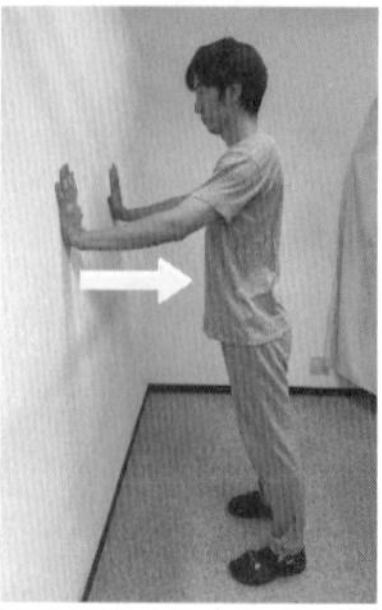

③ 息を吐きながら、胸の前の筋肉に力を入れて壁を押し、体を起こす。

血流がアップし、足のむくみがすっきり
カーフレイズ

□意識する筋肉:ふくらはぎの筋肉
□回数:10～15回を1日2セット
□こんな時に:信号待ち、電車待ち、歯磨きしながら、ドライヤーをかけながら

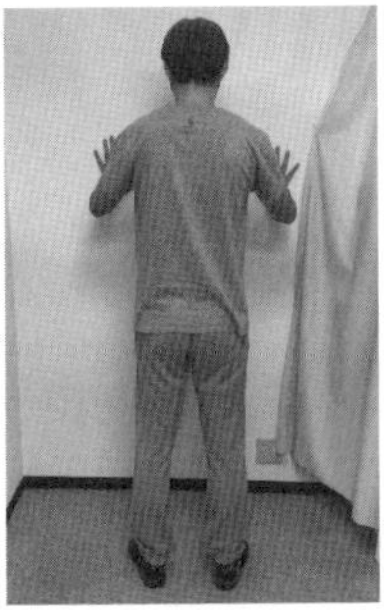

① 足を肩幅に開いて、壁の前に立ち、両手を壁につける(慣れてきたら壁は不要)。

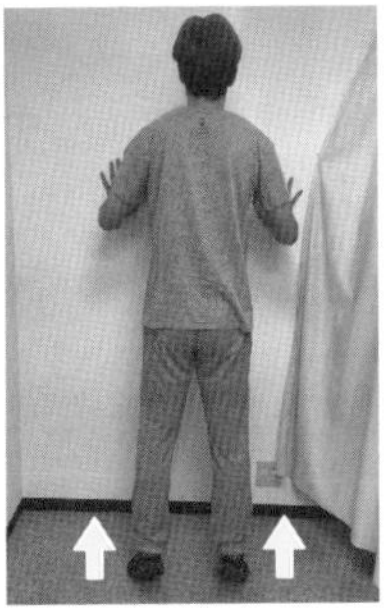

② 息を吐きながら、ゆっくりかかとをあげてつま先立ちになり、吸いながら下ろす。
ゆっくり上げ下げするのがポイント。

痩せ習慣

05

出産経験者は寝る前の「骨盤リセット運動」で痩せやすい体に

出産で骨盤が開くと、太りやすく、痩せにくい状態になります。

その原因は複数あり、支えられていた内臓が下がり、エネルギー代謝が悪くなること。骨格的にお尻が大きくなり、その上に脂肪がのっていくこと。そして、股関節が外側を向くことでガニ股やO脚になり、脚全体が太くなることにあります。

ですから、出産経験者は、(ホルモンの影響で産前から骨盤は開くので帝王切開の方も含む)、50代、60代でも、**「骨盤リセット運動」を行うと、断然、痩せやすく**なります。

骨盤底筋を引き締める骨盤シェイプと、ガニ股・O脚を矯正する内ももシェイプ、お尻を締める骨盤サイドシェイプ。寝る前や起きた後などに習慣化するのがおすすめです。

骨盤を内側から引き締める
骨盤シェイプ

□意識する筋肉：骨盤底筋（お尻をキュッとしめるイメージ）
□回数：10～15回

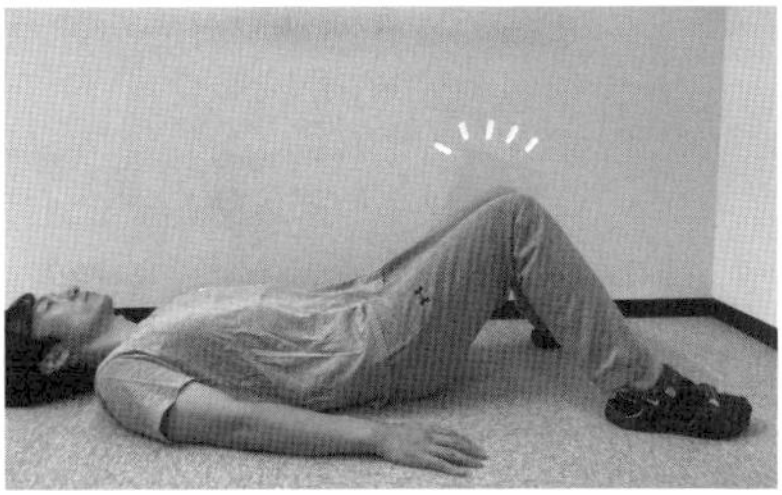

① 背面を床につけて両足を肩幅に開き、ひざは90度に曲げる。
内ももにクリアファイルなどをはさむ（ない場合は紙でもOK）。

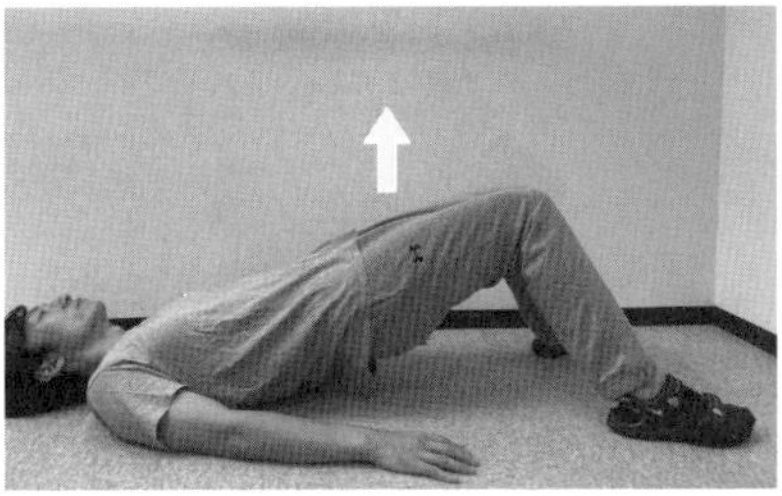

② お尻にぐっと力を入れて、息を吐きながらお尻を持ち上げ、背中～ひざを一直線にする。クリアファイルが落ちないように内ももをしっかり閉じて。

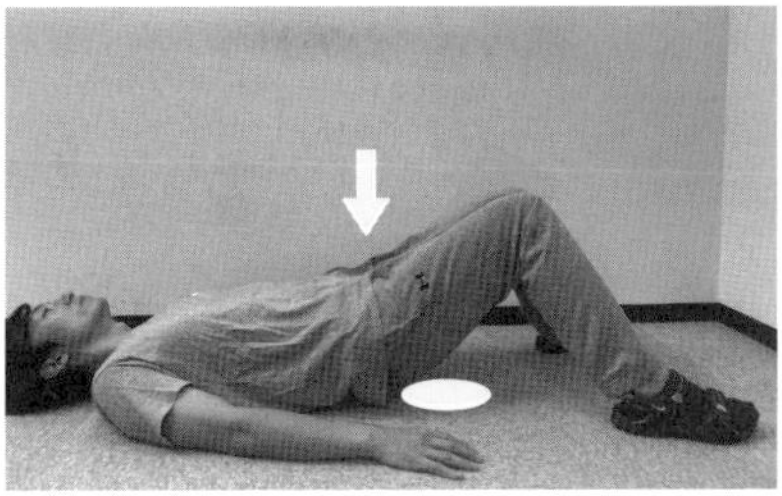

③ 息を吸いながら2～3秒かけてお尻を下ろしていく。
このとき、お尻は床につけず浮かせる。
そして②へ戻る。

ガニ股・O脚をまっすぐに!
内ももシェイプ

□意識する筋肉:太ももの内側
□回数:左右各10〜15回

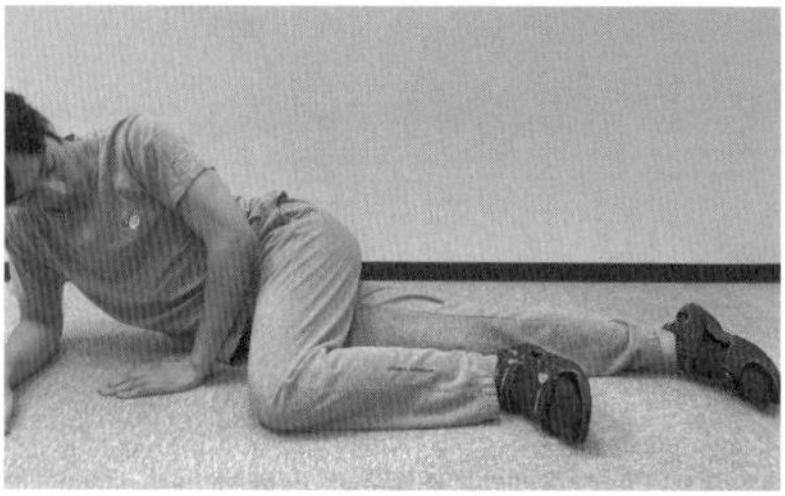

① 体の右側面を床につけて横たわり、手で支えて上半身を起こす。右足はまっすぐ伸ばし左足は膝を直角に曲げる。

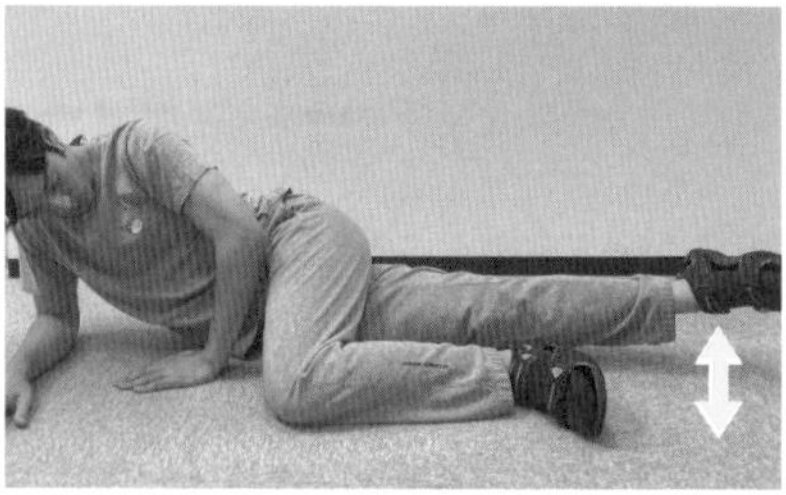

② 両手で上半身を支えて、息を吐きながら右足(下になっているほう)をゆっくり上げる。
息を吸いながら床ぎりぎりまで下ろす。

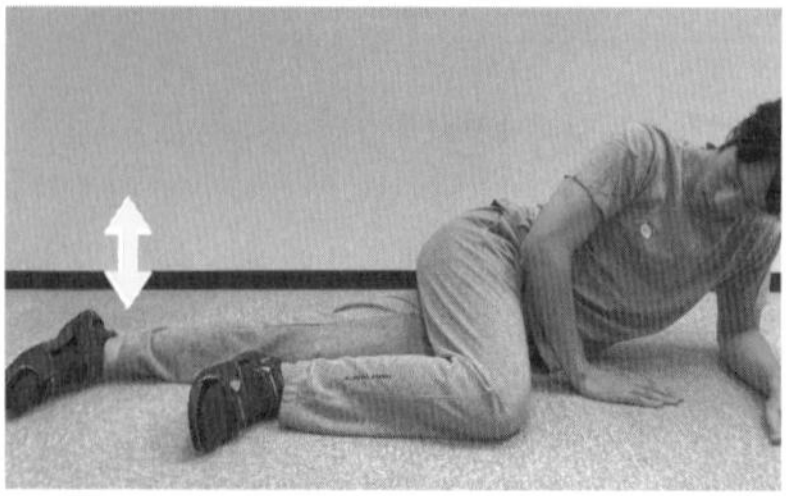

③ 反対側の足も同様に上げ下ろしをする。
最初はなかなか上がらないが動かせる範囲を最大限動かして。

骨盤をガードルでキュッとするように締める
骨盤サイドシェイプ

□意識する筋肉：お尻の外側（横側）
□回数：左右各10～15回

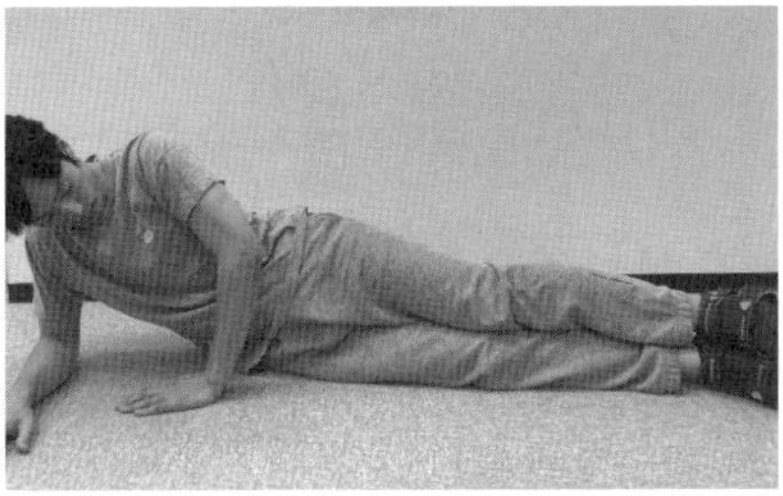

① 体の右側面を床につけて横たわり、両手を床につけて上半身を支える。

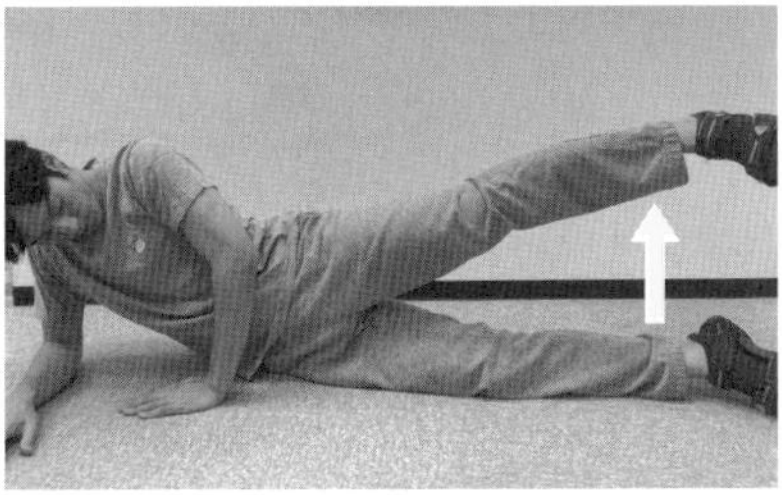

② 左足のかかとを上、つま先を少し下に向け、息をゆっくり吐きながら左足を上げる。
つま先が前や横を向かないように注意。

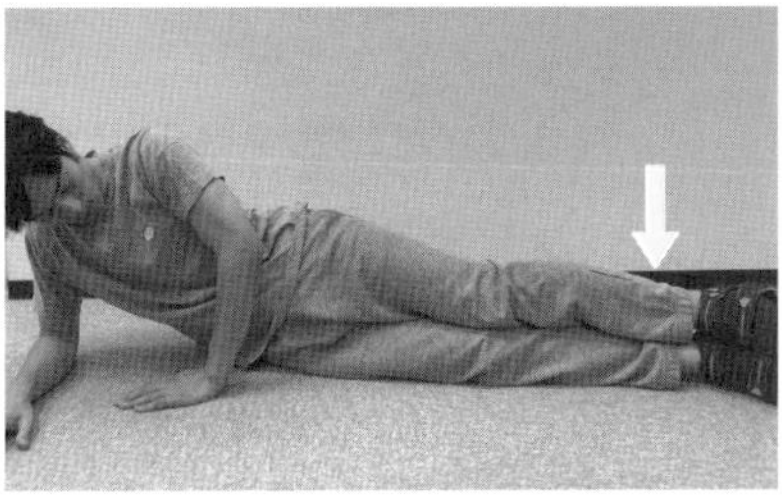

③ 息を吸いながらゆっくり下ろす。
反対側も同様に。

痩せ習慣

06

なかなか体重が減らない時は、先に「見た目」を変える

努力しているのに、なかなか体重や体脂肪が減らない停滞期などはモチベーションが低下しますよね。

そんな時は「見た目」を手っ取り早く変えてしまえるエクササイズがおすすめ。**カギを握るのは「腸腰筋《ちょうようきん》」**です。これは、お腹から太ももまで走っている筋肉で、デスクワークなどによって前のめりの姿勢が続いている場合は縮まってしまいます。すると、前のめりの姿勢が形状記憶される→内臓が下がる→下腹が出る→太って見える……ということに。

しかし、**腸腰筋をストレッチして柔軟性を取り戻せば、姿勢がよくなり、下腹がすっきり見えます。**周囲に「痩せた?」と言わせてモチベーションを上げましょう。

姿勢を正して、下腹ぽっこりを解消
腸腰筋ストレッチ

□意識する筋肉：腸腰筋（あばらの一番下からももにつながっている筋肉）
□回数：左右各1回

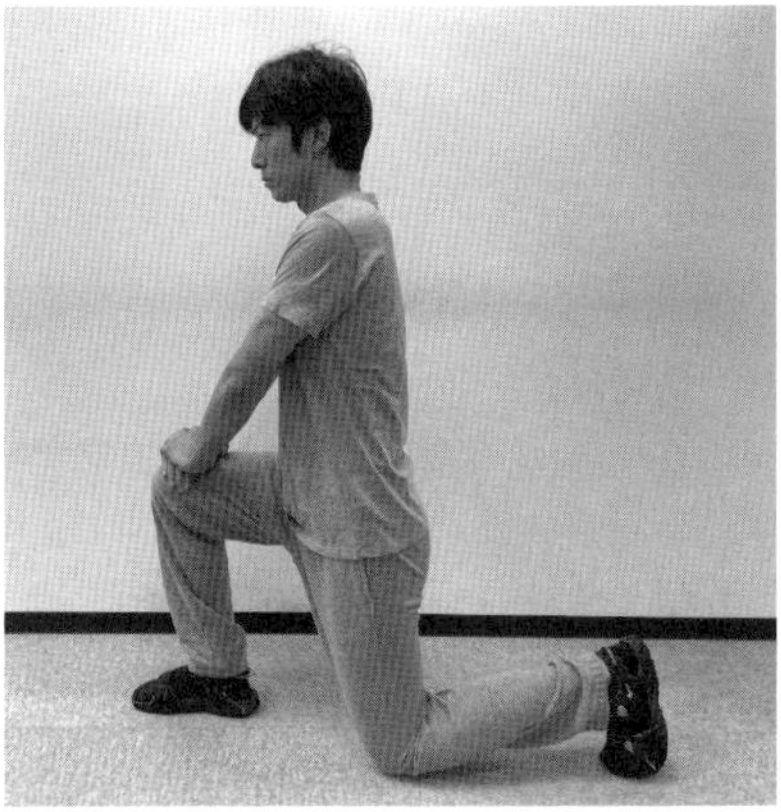

① 左足のひざを床につけ、右足を前に出して曲げる。
そして左足を少し後ろに下げる。

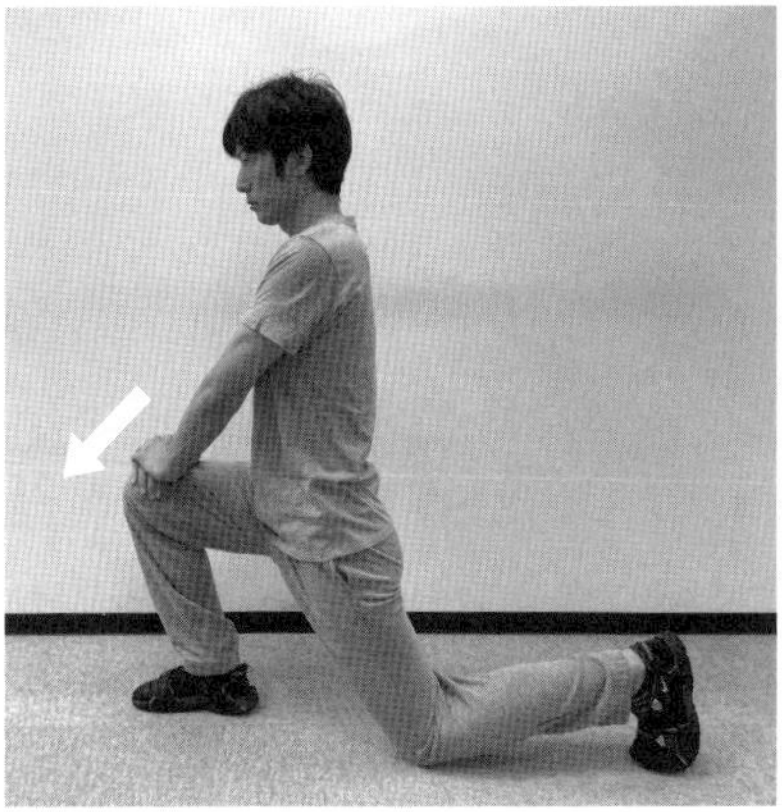

② 息を吐きながら、右足に重心をぐーっとかける。
腸腰筋が伸びていることを意識して20秒キープ。
反対側も同様に。

痩せ習慣

07

第一印象アップには「小顔エクササイズ」を

テレワークが進み、オンライン会議をする機会も増えた今、最も気になる部位は「顔」かもしれません。初対面の方とオンライン会議を行う場合は、なるべく好印象を与えたいですよね。そこで大切なのが、顔の印象です。

どんなに端正な顔立ちでも、顔色が悪く、口角が下がっていたら、「この人、大丈夫かな？」と思われかねません。そこで、顔色を明るくする効果や、口角アップ、二重あご解消など、**相手に好印象を与える「小顔エクササイズ」を3つ紹介**します。どれも、ウォーミングアップをしてから始めます。耳たぶを持ち、20秒くらいもみもみ・ぐるぐるするだけ。血流がアップして、エクササイズの効果が高まります。

寝る前や起きた後、お風呂の中などでやりましょう。

二重あご・たるみ・むくみを撃退!
広《こう》頸《けい》筋《きん》伸ばし

□意識する筋肉:広頸筋(首の前側の筋肉)
□回数:10回

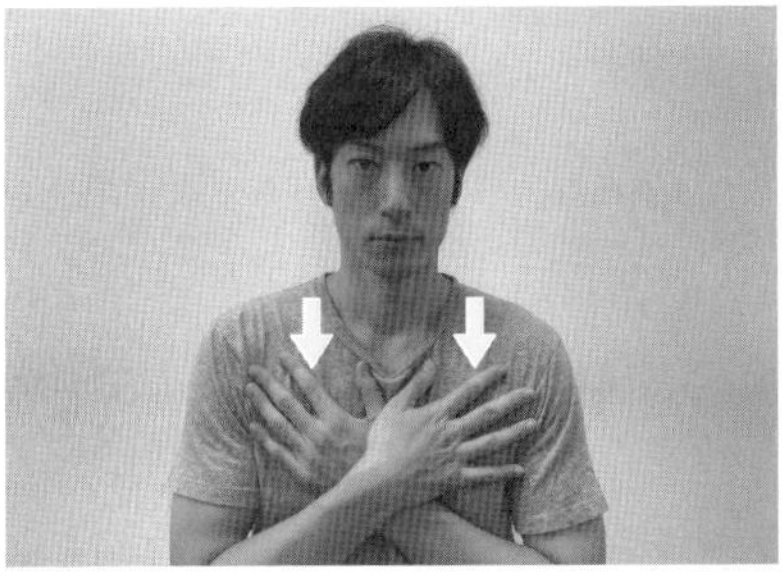

① 胸の前で手をクロスさせ、鎖骨下の皮膚を引き下げる。

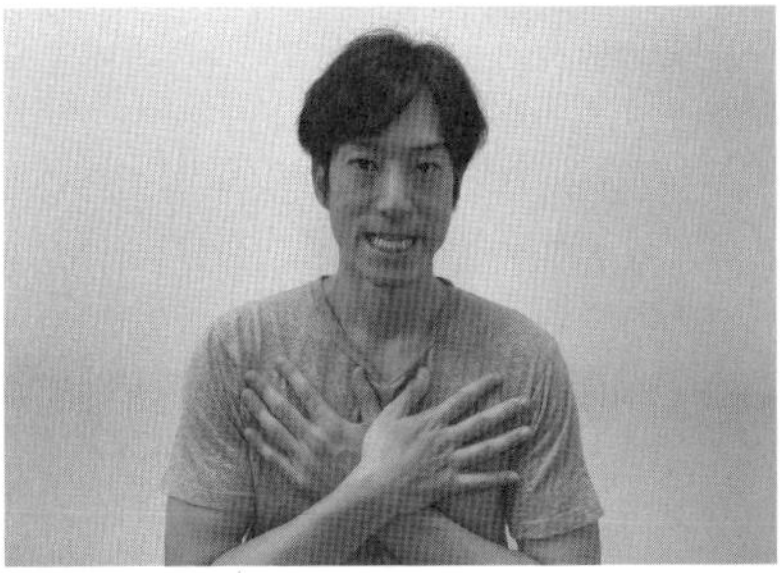

② 皮膚を手で押さえたまま、下あごを突き出す。

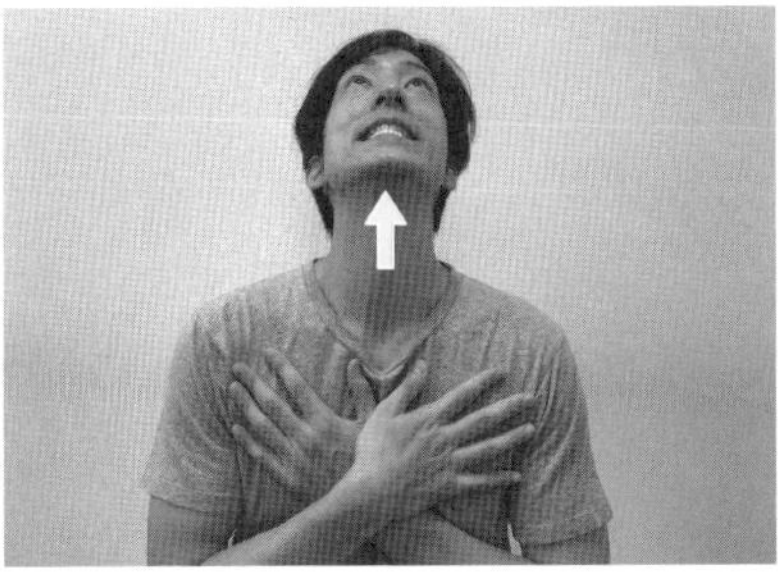

③ そのまま顔を上に向け、下ろす。
首の前側の皮膚がピンと伸びていることを意識。

への字になった口元が自然なU字に！

口角アップ

□意識する筋肉：頬の横の筋肉
□回数：10回

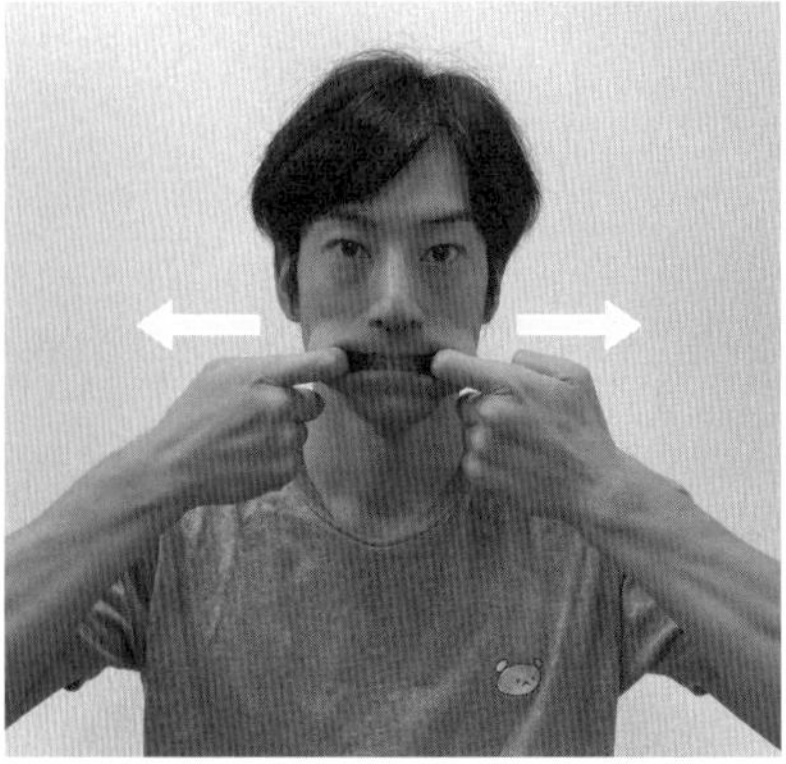

① 口に両手の人差し指を入れて左右に引っ張る。

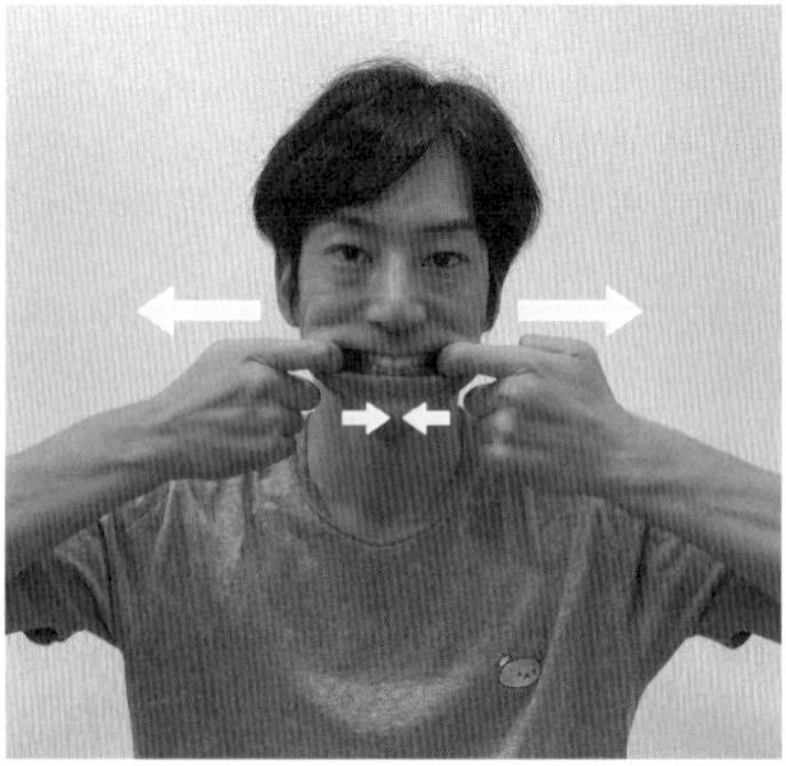

② 引っ張った状態をキープしながら、それに抗うように自分の力で口をすぼめる。

舌骨筋群《ぜっこつきんぐん》を鍛えて二重あごを解消！ 舌まわし

□意識する筋肉：舌骨筋群（のどの奥の筋肉）
□回数：①を10秒した後に②を左右各10回

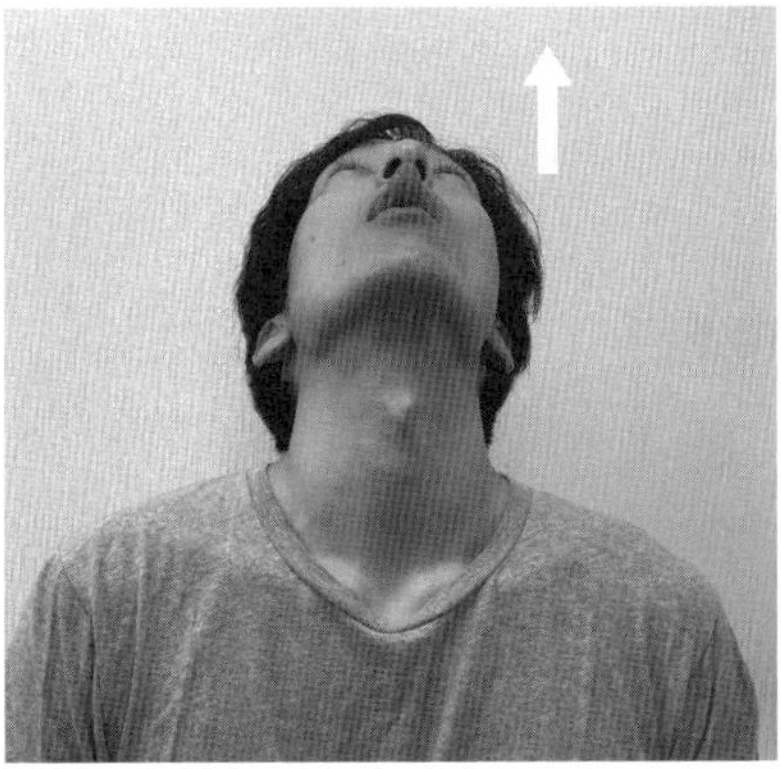

① 真上を向いて舌を上に伸ばす。
10秒キープしたらゆっくり舌を下ろす。

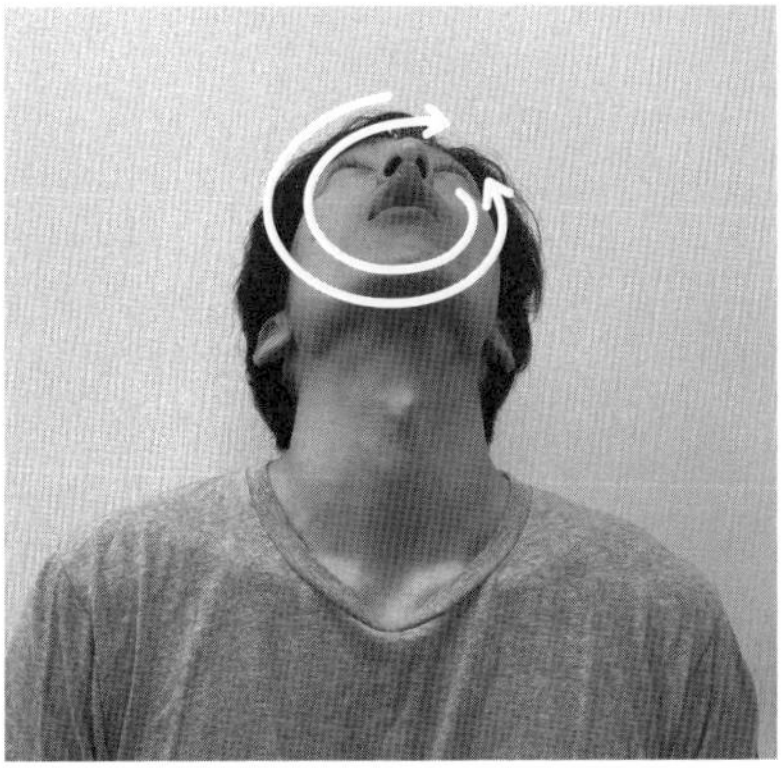

② 真上を向いて舌を上に伸ばし、右回りに回転させる。
10回行ったら左回りも同様に10回。

痩せ習慣

08

食べる順番は「野菜↓メイン↓炭水化物」と決める

同じ食事でも、実は食べる順番によって、太りやすさ・痩せやすさが変わります。「痩せる食べ順」はこう。

野菜↓メイン↓炭水化物

その理由は、**血糖値の急激な上昇を抑えられる**からです。

血糖値はp142で説明した通り、糖をたくさん含むものをいきなり食べると急上昇して、インスリンの過剰分泌を招き太りやすくなります。

逆に言うと、血糖値をゆるやかに上昇させて、インスリンの過剰分泌を抑えれば、太りにくいということ。だから、痩せる食べ順を習慣化することが大切なのです。

痩せる食べ順はコレ!

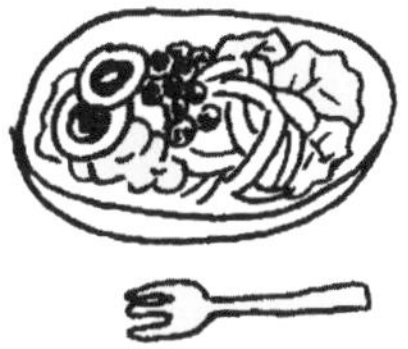

1 まずは「野菜」

消化に時間がかかる食物繊維から食べると、後から胃袋に入ってくるものの消化吸収がゆるやかになる。だから、血糖値の急上昇を防げる。

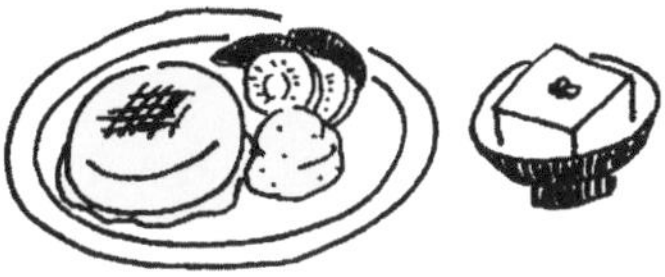

2 次に「おかず」

肉や魚、チーズなど、タンパク質が豊富な食材を摂取。動物性より、大豆などの植物性のほうが吸収に時間がかかるのでそちらを先に食べると◎。

3 最後に「炭水化物」

パスタ、そば、うどんなどの炭水化物は、単品で最後に食べるのがポイント。脂と一緒に摂ると脂肪になりやすく、娯楽食の要素が強まる。タレがついたごはんやバターを塗ったパンなどは要注意。

メリット

インスリンの過剰分泌を抑えて脂肪の蓄積を防ぐ。

ダイエット中に不足しがちな野菜を積極的に摂ることで、脂肪を燃焼させるビタミンやミネラルを補える。

満腹感を得て、炭水化物の摂取量が減る。

痩せ習慣

09

プロテインを飲むならおいしくて脂肪燃焼効果もあるものを

3勤1休ダイエットでは、食事を摂らない16時間の間でも、プロテインは飲んでもよいというルールになっています。

プロテインは、要するに「タンパク質」ですが、この**40年間で食事から摂る1日のタンパク質の量は10グラム以上減っています。**プロテインは手軽にタンパク質だけを摂取できるので（食品からだとタンパク質と脂質がセットになっていることが多いのでカロリーも増えがち）、適度に摂るぶんには健康によいのです。

でも、クライアントさんにおすすめすると、「マッチョになりたい人が飲むものですよね？」「おいしくなさそう」など、気のない言葉を返されることがよくあります。

確かにハードな筋トレをする方がプロテインを飲んでいることは多いのですが、そ

プロテインの種類と効果

種類	特徴	吸収速度	摂取タイミング
ホエイ	牛乳由来。吸収率が早い分、腹持ちはあまりよくない。分岐鎖アミノ酸を多く含み、筋トレ後の筋肉修復に効果的	早い	運動後
カゼイン	牛乳から脂肪とホエイを取り除いた残りの不溶性固形成分。運動後の疲労回復に効果的なアミノ酸のグルタミンを含んでいる	ゆっくり	就寝前
ソイ	植物性タンパク質で原材料は大豆。大豆イソフラボンが豊富で、美肌や脂質代謝の促進による脂肪燃焼効果が期待できる	ゆっくり	空腹時、朝食、運動後など

れは主に牛乳由来のホエイプロテイン。

実はプロテインにも種類があり、私の**おすすめは、植物性タンパク質である大豆由来のソイプロテイン。**腹持ちがよく、美肌効果があるうえ、脂肪燃焼効果もあるのでダイエットに最適です。

また、最近のプロテインはミルクティー味やカフェオレ味などもあり、カフェドリンクのようにおいしいですよ。明治SAVASのソイプロテイン100は、手頃で買いやすくおすすめです。ただし、牛乳で割ると、その分のカロリーも上乗せになるので、**基本は水に溶かすか、牛乳の場合は低脂肪乳**にしてください。

痩せ習慣

10

一口ごとに箸を置いて「早食い」を防ぐ

早食いは、消化に悪く、満腹を感じにくいので、太る原因になりがちです。

体は食事を始めて満腹と感じるまで約20分以上かかると言われています。そのため、早食いしてしまうと食べ終わっても満腹感を感じられず、必要以上の多くの量を食べることになってしまいます。

早食いを防ぐには、よく噛んで食べること。よく噛むことによって、満腹感が得られ、食べ物の味を楽しめ、消化吸収もよくなって、いいことだらけです。

とはいえ、「よく噛んで食べるように意識する」だけだと、なかなか難しいですよね。

こんな時も、「行動」に変換。
「よく噛んで食べる」ではなく**「一口食べるごとに箸を置く」あるいは「20回噛む」と決める**のです。

茶碗をこぶりなものに替えて「ドカ食い」を防ぐ

また、ついつい白いごはんをかっこんでしまう、という人は、「食べすぎないようにしよう」と意識するだけでなく**「茶碗をこぶりなものに替える」「そもそもごはんを少量しか炊かない」**ようにしてみてはどうでしょうか。

ダイエットに悪い習慣は、それをしないで済むような「仕組み」を考える。
ダイエットに良い習慣はそれを日常に取り入れたくなるような「仕組み」を考える。

そうやって、痩せる生活習慣を自分の日常生活に取り込んでいくことで、痩せる仕組みは加速していくのです。

痩せ習慣

11

自分だけのリバウンド防止プログラムを作る

これは、3か月間のダイエットを終えた後に取り組むワークです。今後もリバウンドを防ぐ、あるいはさらに痩せるために、あなただけのプログラムを作ります。

ダイエットにおいて、成功・失敗パターンは基本的にいつも同じです。成功パターンが多ければ痩せていき、失敗パターンが多いと太ります。そのパターン分析は、p214のように**「心」「技」「体」「生活」**の4つに分けて行います。

「心」は、心理・精神・気持ち・モチベーションなどのメンタル面を指します。「技」は、技術・知識・行動などの方法論など。「体」は食事、睡眠・運動などの体にかかわる部分。「生活」は、家庭・家族・友人などの私生活の部分を指します。

例えば、「心」が乱れると「体」も乱れて食事に影響が出たり、「生活」が乱れることで「心」も乱れてモチベーションが低下して「技（方法論）」にまで影響したり……。この4つは互いに影響し合って、成功や失敗のパターンを作っています。したがって、どれか1つではなく、全体のバランスを見て、自分がどんな時に成功し、どんな時に失敗するのかを考え、行動に生かしていきます。

具体的には、それぞれの要素ごとに、**「調子が良かった時に、どのような状態だったか」「調子が悪かった時に、どのような状態だったか」「調子が悪い時の状態を防ぐためにどうするか」**を書き出して考えていきます。

こうすることで自分が何に気を付けるべきかがわかるようになり、失敗パターンに陥ることを防ぎ、成功パターンを増やすことで、二度と太らない自分だけのリバウンド防止プログラムができ上がっていきます。

リバウンドを防ぐカギは心・技・体・生活

それぞれについて①〜③を書き出します。
①調子が良かった時、どのような状態だったか。
②調子が悪かった時、どのような状態だったか。
③②を防ぐためにどうするか。

心《しん》

心理、精神、気持ち、モチベーションなどのメンタル面

ex. ①痩せられると信じていた。
②仕事でストレスが溜まっていた。
③友達と電話してストレス解消。

技《ぎ》

技術、知識、行動などの方法論

ex. ①お菓子を買い置きしないようにしていた。
②お菓子をまとめ買いしてしまった。
③お菓子はまとめ買いせず、「OFF日」に食べる分だけ買う。

体《たい》

食事、睡眠、運動などの体力面

ex. ①睡眠時間を7時間確保できていた。
②睡眠時間が足りなかった。
③布団に入る時間から逆算して18時以降の予定を調整する。

生活

家庭、家族、友人などの私生活面

ex. ①友人との再会を「OFF」日に設定できた。
②突然の誘いがあって、ON日にNG30品を食べた。
③突然のお誘いは断る、と決める。

3
months
diet

読者特典ページにアクセスして、早速「3勤1休ダイエット」をはじめよう！

ここまでお読みいただきありがとうございます。読者の皆さんがすぐに3勤1休ダイエットに取り組めるよう、「読者特典ページ」を作りました。左のQRコード（URLはhttps://k-nogami.com/3kin1kyu-diet）にアクセスすると、

・**ご自身の目標体重**（p81参照）
・**ご自身のカルボーネン指数**（p187参照）

などが自動で割り出せます。また、

・**ライフスタイルシート**（p230～231）のPDFをダウンロードすることもできます。ぜひ、使ってみてください。

Q&A プログラムを実践するにあたって、よくあるQ&A

Q 持病があって薬を毎食後に飲む場合、どうすればいい？

A 薬を正しく飲むことを最優先して

「食べる時間を8時間以内に収めましょう」と言うと、「朝食を抜かないといけないんだ」と思う方がいるのですが、そうではありません。8時間以内に収めればいいので、薬を毎食後に服用している方は、8時間以内に3食食べて、薬をきちんと飲みましょう。ただし、薬によっては服用後に一定の時間を空ける必要があったり、飲み方に注意点があったりすることがあるので、**医師や薬剤師に相談のうえ実践してくださ**

い。もし、どうしても8時間以内に収められない場合は、娯楽度の低い食事を心がけ、運動する量を増やしてみてください。

Q 夜食べた後に、すぐ寝ても大丈夫？

A 理想は「寝る3時間前は食べない」。難しければ翌朝調整！

食べた後、すぐに布団に入るとカロリーを消費する機会がありません。また、食事で摂取した糖質の多くは就寝中に分解されます。ですから、**「寝る3時間前は食べない」というのが理想**です。とはいえ、帰宅が遅く、食べてすぐに寝るしかないこともありますよね。そういう場合は、**夕食をプロテインやスムージーなど、消化の必要がないものにする**とよいでしょう。もし、会食で帰宅が遅くなるのであれば、**その日をあらかじめOFFの日に設定しておく。**そして、翌日の朝食は軽めにしたり、お腹が空いていないなら食べないようにしたりして、なるべく胃腸の負担を減らしてください。

Q 食べ過ぎた翌日に、リセットする方法は？

A 習慣としての朝食をやめる＆「リセット食材」を摂る

3か月間、頑張っている間には、うっかりドカ食いしてしまうこともあるでしょう。でも、たとえ食べ過ぎてしまったとしても、次の日にすべてが脂肪として体につくわけではありません。**脂肪に変わるのは、おおよそ24〜48時間後**と言われています。ですから、3勤を入れて、「食べたら調整」すれば大丈夫です。

具体的には、①朝起きた時に、**お腹が空いていないのに食べるのは避ける**（習慣として必ず朝食を摂っている人がいるが、お腹が空いていないなら食べる必要はない）②**朝食をプロテインに**して、「食べる時間は8時間以内」をしっかり守る　③食べ過ぎ＝塩分も多く摂取しているので、**水をたくさん飲む**　④**「マゴワヤサシイコ」**を積極的に摂る　⑤リセット食材である、**食物繊維やカリウムが多いもの**（バナナ、切り干し大根、ドライトマトなど）を摂って、むくみや老廃物を流す。

そして、ドカ食いした翌日は、調整することによって心もリセットすることが大切です。**後悔して、落ち込んでも仕方がありません。**体も心も切り替えて、少しずつ確実に、前へ進んでいきましょう。

Q レコーディングは3か月終了後も続けるの？

A 基本的には終えてOKだけど、続けるほうが体型を維持しやすい

3か月間レコーディングをしてきたことで、自分なりに感覚やリズムをつかめた人は、もう記録しなくてかまいません。しかし、「もう大丈夫！」と思っていても、**レコーディングをやめると、食べているものを自覚しにくくなる**ので、ついつい食べ過ぎてしまうことがあります。したがって、リバウンドしそう、もう少し体重を落としたいという方は、レコーディングを続けるとよいでしょう。

Q 体重は減ってきたけど、体脂肪が減らない……

A 体脂肪は数値が安定しにくいので、長い目で見て判断

体脂肪の数値は、たしかに安定しづらいです。基本的には、体脂肪も体重も、きれいに右肩下がりになるのではなく、微増と微減を繰り返してジグザグを描きながら減っていきます。また、体脂肪は、その時の体内の水分量によっても数値が変わるほか、体脂肪計の性能によっても精度が異なります（ちなみに私のおすすめは、タニタとオムロンです）。ですから、**1日単位で一喜一憂しないことが何よりも大切**です。

しかし、月単位で見てもまったく体脂肪が減らない場合は、原因が2つ考えられます。1つは、筋肉量が少ないこと。筋肉量が多いほど基礎代謝量も多くなるので、脂肪を燃焼しやすくなります。p192～の「ながら筋トレ」で筋肉量を増やしましょう。特に、**「スクワット」と「壁立て伏せ」は、下半身と上半身にある大きな筋肉を鍛えることができるので、効果が高い**です。

2つ目は、栄養バランスが崩れていること。三大栄養素（タンパク質・脂質・炭水化物）をバランスよく摂取できていないと、代謝が滞り、体脂肪が落ちにくい、停滞期が長くなるということがあります。

Q 日々の食事の中でできる、太りにくくなるちょっとした工夫は？

A 自炊の場合は商品を工夫。外食はソースと付け合わせに注意

例えば、**家で揚げ物をする場合は、吸油量の少ない油を使う**（「日清ヘルシーオフ」など）。添え物として加工肉を盛りつける場合は、**ベーコンやソーセージなどではなく、サラダチキンにする**（原材料の表記が「鶏」「塩」など、なるべくシンプルなものがおすすめ）。

外食する場合は、同じメニューでも、ソースによって太りやすさが異なるので、**バーベキューソースや照り焼きソースではなく、塩、コショウ、ワサビなどを選ぶ。**また、付け合わせの中でも、**フライドポテトやパスタ、コーンなどは太りやすい**ので、注文の時に抜いてもらうか、一緒にいる人にあげてしまいましょう。

おわりに

ダイエットに悩んでいる方の多くは、誘惑に負けたり、運動が続かなかったりして、自分を責めています。しかし、ダイエットで最も大切なことは、意志の力に頼らずに、正しい努力を継続できる仕組みを作ることです。

だから、3日頑張って1日休む。転んだらまた立ち上がる。そうやって、少しずつでも前に進んでいくことが、結局は成功への近道です。

しかし、今はそう思っている私も、以前は、「意志力・第一主義」でした。

正しさだけでは人間は動かない

私は小学5年生の時に父親を事故で亡くし、思春期に心が荒《すさ》んで、人に心を開けなくなっていました。周りの人達に自分の気持ちを悟られないように心を閉ざし、気付いた頃には自分が何を考えているのか、相手が何を考えているのかがわからなくなってしまいました。

当時の私は、自分が正しいと思ったことは相手の気持ちを考えず発してしまい、たくさんの人達を傷付けていました。そのため高校までは比喩ではなく、本当に友達が一人もいない時期もありました。

大学時代は、こんな私でも受け入れてくれるコミュニティに出会い、仲間に恵まれて充実した時間を過ごすことができました。しかし、大学卒業後に一般企業に就職したものの、私のコミュニケーション能力が低すぎて人間関係がうまくいかず、逃げるように退職。

治療業界に転職したものの、人間関係の悩みから解放されることはなく職場を転々とする日々。一時期は陰湿な職場いじめに遭い（私のコミュニケーションが助長していたのでしょうが）メンタル疾患一歩手前になっていた時期もありました。

そんなコミュニケーション障害を抱える私なので、患者さんからも人気がない（涙）。どうしてそんなにうまくいかなかったのか、その頃の自分を分析してみると、今はその答えがよくわかります。

当時の私は、ひざが痛いという患者さんに対して「体重を落とさないと痛みが改善されませんよ」とか、食事や運動のアドバイスをして「その通りにやれば痩せますよ」など、〝正しいこと〟しか言っていませんでした。

知識武装した頭でっかちな正論で人を傷付け、追い詰めてしまうところがありました。

そして「できないあなたが悪い」「あなたの意志が弱いから痩せられない」「あなたの気合が足りないからだ」と、心のどこかで思っていたのです。

しかし、ご縁があって巡り合った治療業界の師匠から、はっきり言われたのです。「お前は正しいことばっかり言って人を攻撃しているから嫌われるんだよ」。その言葉を受け入れるまでに時間を要しましたが、自分自身の弱さを受け入れることができたとき、気付いたのです。

「人は、正しいとわかっていてもできないことがある。正しい道を、言われた通りにまっすぐ進める人なんてほとんどいない。だから、人は弱く誘惑に流されやすいということを前提にして、ゴールにたどり着けるように導くことが自分の務めなんだ」と。

だから、私のダイエットプログラムは意志力ゼロでできる「仕組み」を作り、誘惑を我慢せずに「抜け道」を提供することを、一番大事にしています。

人生が変わるきっかけを下さった師匠の下は卒業して離れていますが、今も感謝の気持ちが変わることはありません。

ダイエットの成功は、幸せな人生を手に入れる近道

世の中には、仕事にしても私生活にしても、一筋縄ではいかない複雑な問題がたくさんあります。

それに比べれば、ダイエットはシンプルです。

ダイエットは、やった成果が数値で出ます。だから、日々の取り組みを正しく行えているかが容易に把握できますし、それを続けていけば必ず成功します。

そして、ダイエットに成功すると、自己肯定感や自己効力感が高まるので、仕事や私生活の複雑な問題に対する向き合い方も変わってくるのです。

実際、ダイエットに成功したクライアントさんからは、「やればできるという自信が生まれて、生活すべてがうまくいくようになった」「糖質中毒から抜けて、仕事に集中できるようになった」「メリハリをつけるのがうまくなり、副業を始めた」などのお声をいただいています。

これは、自己肯定感や管理能力が上がったことに加え、体そのものも「パフォーマンスを上げやすい状態」になったことも関係しています。

というのは、太っている方は、すでにお伝えしたように糖質中毒であることが多いのですが、糖質中毒に陥っていると、血糖値が乱高下することによって、眠気や集中力の低下、イライラなどに襲われ、日常生活の効率が悪くなってしまうからです。

糖質中毒を脱して体のリズムが安定すると、集中力が高まり、メンタルの調子もよくなるので、すべてのパフォーマンスが上がります。

さらに、健やかな心身が手に入ることで、人生の質そのものも高まるでしょう。ダイエットは、幸せな人生を手に入れるために、誰もが簡単に実践できる、シンプルかつ最大の手段でもあるのです。

本書を読んで、読者の方がダイエットの仕組みを確立し、抜け道を進むことで、理想の自分になれますように。毎日が充実し、人生が豊かになりますように。心より願っています。

本書はたくさんの方々の支えがあり、形になりました。帯を書いてくださった精神科医でベストセラー作家の樺沢紫苑先生。本書の企画書を磨き上げてくださった山口拓朗さん・朋子さんご夫妻。私のダイエットプログラムをオンライン化できるようにしてくださった小林正弥さん・麻祐子さんご夫妻。出版までのアドバイスをくださった城村典子さん。原田メソッドの原田隆史先生。人生が変わった1冊『1日30分』を続けなさい！」の著者、古市幸雄先生。ダイヤモンド社の和田史子編集長、担当編集の井上敬子さん、編集協力の森本裕美さん、ご縁を繋いでくださった佐野常夫さん。

井上さんと森本さんは本書を編集しながらメソッドを実践し、3か月で見事5キロ減を達成されました。ダイエットを広める仲間の中川真光さん、和田みゆきさん、関根麻理子さん。バランス整骨院 中原スタッフ、ダイエットコーチのみんな。

本書のダイエット、体に関する内容は先達の命、知識があってのものです。そして、こちらに書ききれない多くの方々に支えられて今の私があります。皆様に心から感謝します。

最後に、私を健康に生んで育ててくれた両親。特に父亡き後、私と兄を必死で育て、愛情を注いでくれた母。いつも支えてくれる妻。二人の可愛い娘たち。いつも本当にありがとう。

私のビジョンは「日本人を辛いダイエットから解放する」ことです。本書の内容で一人でも多くの方が、健康な体と心を手に入れてもらえると嬉しいです。最後までお読みいただきありがとうございました。

２０２１年11月

野上浩一郎

参考書籍一覧

「医者が教える食事術　最強の教科書―20万人を診てわかった医学的に正しい食べ方68」牧田善二著／ダイヤモンド社
「医者が教える食事術2　実践バイブル　20万人を診てわかった医学的に正しい食べ方70」牧田善二著／ダイヤモンド社
『「1日30分」を続けなさい！」古市幸雄著／大和書房
「一流の達成力」原田隆史、柴山健太郎著／フォレスト出版
「うるおい漢方」大塚まひさ著／青春出版社
「運動指導者が断言！ダイエットは運動1割、食事9割［決定版］」森拓郎著／ディスカヴァー・トゥエンティワン
「カラダのために知っておきたい漢方と薬膳の基礎知識」松田久司著／淡交社
「カリスマ教師の心づくり塾」原田隆史著／日本経済新聞出版
「今日がもっと楽しくなる行動最適化大全」樺沢紫苑著／KADOKAWA
『空腹』こそ最強のクスリ」青木厚著／アスコム
「月曜断食　『究極の健康法』でみるみる痩せる！」関口賢著／文藝春秋
「ココロとカラダを元気にする　ホルモンのちから」伊藤裕著／髙橋書店
「最高の教師がマンガで教える目標達成のルール」原田隆史、北田瀧、temoko 著／日経BP
「最速で10倍の結果を出す 他力思考」小林正弥著／プレジデント社
『「3か月」の使い方で人生は変わる Googleで学び、シェアNo.1クラウド会計ソフト freee を生み出した『3か月ルール』」佐々木大輔著／日本実業出版社
「図解 食べても食べても太らない法」菊池真由子著／三笠書房
「精神科医が教える ストレスフリー超大全」樺沢紫苑著／ダイヤモンド社
「精神科医が見つけた 3つの幸福」樺沢紫苑著／飛鳥新社
「女性の『なんとなく不調』に効く食薬辞典」大久保愛著／KADOKAWA
「眠れなくなるほど面白い 図解 糖質の話」牧田善二著／日本文芸社
「脳がよみがえる断食力」山田豊文著／青春出版社
「脳のパフォーマンスを最大まで引き出す 神・時間術」樺沢紫苑著／大和書房
「8時間ダイエット」デイビッド・ジンチェンコ、ピーター・ムーア著、中島さおり訳／すばる舎
「ブレイン メンタル 強化大全」樺沢紫苑著／サンクチュアリ出版
「学びを結果に変えるアウトプット大全」樺沢紫苑著／サンクチュアリ出版
「学び効率が最大化するインプット大全」樺沢紫苑著／サンクチュアリ出版
「まんがでわかる！ 食べても食べても太らない法」菊池真由子、たむら純子著／三笠書房
「やセレクション ～これを選んで食べたら、15kgやせました～」高杉保美著／主婦の友社

ライフスタイルシート

※このページをA4もしくはB4に拡大コピーして使いましょう。
ダウンロードする場合はp215をご覧ください。

／	／	／	／
L	L	L	L

16 和菓子（特に団子やおはぎなどの米系） 17 ドーナツ 18 菓子パン 19 アイスクリーム **おやつ** 20 クッキー 21 チョコレート 22 ポテトチップス **ドリンク・お酒** 23 甘いドリンク＆甘いお酒（甘いジュースやカフェオレ、梅酒、カクテルなど） 24 エナジードリンク 25 スポーツドリンク 26 ビール 27 日本酒 **その他** 28 中華まん（肉まん、あんまん、ピザまんなど） 29 加工肉（ベーコン、ソーセージなど） 30 インスタントラーメン

第　週／全13週

今週の目標

日付	／	／	／
ON／OFF			
計測時間			
体重			
体脂肪			
4:00			
5:00			
6:00			
7:00			
8:00			
9:00			
10:00			
11:00			
12:00			
13:00			
14:00			
15:00			
16:00			
17:00			
18:00			
19:00			
20:00			
21:00			
22:00			
23:00			
0:00			
1:00			
2:00			
3:00			
起床／就寝時間			
水の摂取量	L	L	L
今日頑張ったこと 褒めてあげたいこと			
今日をやり直せるなら やってみること			

ONの日には避ける「NG30品」

単品料理 1 ラーメン（特にとんこつ系） 2 カレーライス 3 丼もの（天丼、かつ丼、牛丼など） 4 ハンバーガー（特にてりやき系） 5 ピザ 6 パスタ（特にクリーム系） 7 オムライス 8 粉物（お好み焼き、たこ焼きなど） **揚げ物類** 9 フライドポテト 10 コロッケ 11 天ぷら 12 とんかつ（特にロース） 13 揚げパン（特にカレーパン） 14 アメリカンドック **スイーツ** 15 ケーキ

［著者］
野上浩一郎

治療家・ダイエットコーチ・バランス整骨院 中原院長
神奈川県横浜市出身。日本大学国際関係学部を卒業後、IT系企業に就職するも「人と関わる仕事、人の健康を守る仕事をしたい」と転職。治療業界最大規模の研究会を主宰する師匠の下での修業時代を経て、2015年に神奈川県川崎市で整骨院を開業。患者さんと接するうちに「からだの痛みと同じくらい肥満に悩んでいる人が多い」と気づき、“意志力ゼロ”で効果を出せるダイエット指導を開始する。ビジネスパーソンから産後ママまで、リバウンドしない理想的な体型へと導く中で「あの整骨院に通うと治るし痩せる！」という口コミが地域の主婦の間や、口コミサイトで一気に広まり、開業1年半で予約が取れない治療院へ。「3か月で自然に痩せていく仕組み」を構築し、「治療＋ダイエット」の二大効果で人気を集める。コロナ禍では、コーチングをベースにした「90日間のオンライン・ダイエットプログラム」を提供。参加者のダイエット成功率は96.6％を誇る。のべ3万人の施術経験と600人のダイエット指導実績をもつ。精神科医・ベストセラー作家の樺沢紫苑氏をはじめ、クライアントには人気作家や経営者も多い。ママ向けに発信しているインスタグラム「産後ダイエット@コウ先生」も大人気。「日本人を辛いダイエットから解放する！」をモットーに活動する。

3か月で自然に痩せていく仕組み
――意志力ゼロで体が変わる！3勤1休ダイエットプログラム

2021年12月14日　第1刷発行
2024年1月25日　第11刷発行

著　者――――野上浩一郎
発行所――――ダイヤモンド社
〒150-8409　東京都渋谷区神宮前6-12-17
https://www.diamond.co.jp/
電話／03･5778･7233（編集）　03･5778･7240（販売）

イラスト――――いそのけい
ブックデザイン―岩永香穂（モアイデザイン）
校正――――NA Lab.
DTP――――エヴリ・シンク
製作進行――――ダイヤモンド・グラフィック社
印刷／製本――――ベクトル印刷
取材協力（栄養成分関連）―関根麻理子
編集協力――――森本裕美
編集担当――――井上敬子

ISBN 978-4-478-11456-8